科学的根拠に基づく歯周病へのアプローチ

Evidence-based approach for the treatment of periodontal disease

清水宏康 著

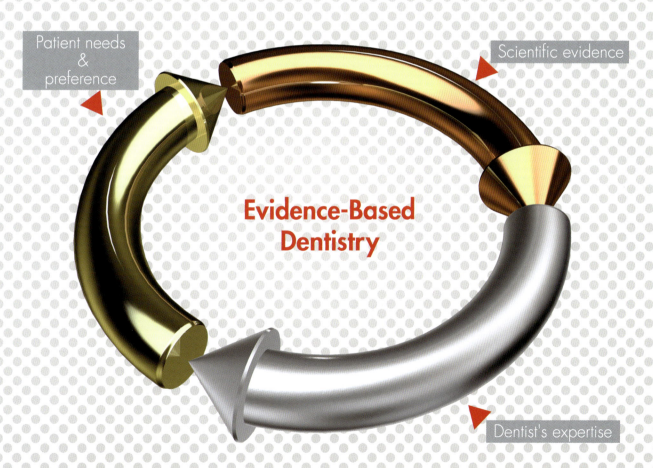

医歯薬出版株式会社
http://www.ishiyaku.co.jp/

This book was originally published in Japanese
under the title of :

Kagakuteki Konkyo ni Motozuku Shisyubyo eno Apurochi

(Evidence-based approach for the treatment of periodontal disease)

Shimizu, Hiroyasu
  Shimizu Dental Clinic

© 2015 1st ed.

ISHIYAKU PUBLISHERS, INC.
 7-10, Honkomagome 1 chome, Bunkyo-ku,
 Tokyo 113-8612, Japan

序

　歯周病は国民病の一つともいわれ，われわれ臨床に携わるものにとって，程度の差こそあれ本疾患への対応は日々の臨床の中で常に求められているといっても過言ではない．また，医療技術等の進歩により平均寿命が延長したことで，歯の重要性は再認識されている．ゆえに多くの歯科医師から，「歯の保存のため，歯周病を適切に治療，管理することができるようになりたい」「歯周治療を成功させたいが，実際に歯周病患者を目の前にした時にどのくらい治療効果が見込めるのか」「保存すべきなのか抜歯すべきか」等の歯周治療計画の立案そのものにいつも悩ませられていることを聞く．

　そもそも，歯周治療の成功とはどのようなものだろうか．口腔内に歯が存在すればよいのか．それとも口腔内のすべての歯周組織から炎症所見が完全に消失しなければならないのか．一般的に医療において病気であるという定義と治療が必要であるという定義は必ずしも一致するものではないことを考えると，歯周治療の成功とは，個々の歯科医の解釈に由来するものであり，当然その成功へのアプローチも個々の歯科医による違いがある．歯科雑誌や学会の症例報告には，数々の成功症例，そのためのアプローチが列挙されているが，それらはある歯科医によるある患者へのアプローチを報告したものであり，それらを知ることは重要ではあるが，目の前にいる自分の患者にそのまま適用できるわけではない．

　科学的根拠に基づいた医療（Evidence Based Medicine）は，疾患の定義や疾患の重篤度，治療法の選択などに存在する医療者の偏見を排除し，診断や治療等の医療行為自体がもつ普遍的な価値を明らかにするために考案されたものであり，主観的に行われていた医療を客観的な解釈のもとで行うことを目的としている．よって，そこから導きだされる答えは，一つの成功例をあげることによる「成功へのアプローチ」というより，多数の他者の経験から導きだされた「失敗しないアプローチ」である．この２つの「アプローチ」は似て非なるものであるが，状況の違うさまざまな患者の治療を「失敗しないで成功する」には，臨床家としてはどちらも知っておかなければならない．

　歯周治療の進め方は，診査診断，病因の特定を行い，科学的根拠に照らし合わせながら個々の症例のさまざまな状況を考慮し，最終的には主観的に患者レベル，歯レベルの予後判定そして治療計画を立案することから始まる．よって，真の科学的根拠に基づいた医療の実践（アプローチ）には，科学的根拠を知るだけではなく，臨床技術を学び，患者の要求に真摯に耳を傾けることも必要である．

　そこで本書は，実際の臨床に即して，治療計画立案に大切な予後の判定の理解から始まり，各種治療法の予後ならびにその効果の検証，そして個別の病態への対応へとより具体的な内容へと理解を深める構成にしている．また，文献的な考察とともに実際の症例を提示し，単なる科学的根拠の理解のみならず，その理解が実際の臨床に応用しやすいように構成している．本書が読者の医院にて実際に行われる歯周治療を成功させる手助けになれば幸いである．

　最後に，普段よりご助言いただいている二階堂雅彦先生はじめ EPIC スタッフ，職場で常に私を支えてくれている当院スタッフ，そして公私ともに面倒をみてくれる家族に心より感謝申し上げたい．

2015 年 2 月　　清水 宏康

＃ 科学的根拠に基づく歯周病へのアプローチ

目次

Chapter Ⅰ
歯周病の予後を考える
―保存か抜歯の判断基準は？― ……………………………………………… 8

Chapter Ⅱ
歯周病に対する処置法を考える

1　歯周基本治療
　　－SRPはどこまでやるべきか？－ ………………………………………… 18

2　歯周外科治療
　　－どのようなときに歯周外科を用いるべきか？－ ………………………… 27

3　歯周病患者へのインプラント治療
　　－歯周病患者へのインプラント治療は予後が見込めるか？－ ……………… 42

Chapter III

個別の病態に対する処置法を考える

1 根分岐部病変
－長期維持管理は可能なのか？－ …………………………………56

2 エンドペリオ病変
－その診断は適切か？－ ……………………………………………65

3 垂直性骨欠損
－垂直性骨欠損はさらなる骨吸収を予見するものか？－ …………74

4 侵襲性歯周炎
－進行性の歯周炎はすべて侵襲性なのか？－ ……………………84

5 咬合性外傷
－外傷を与える咬合とは何か？－ …………………………………94

6 歯肉退縮
－根面被覆術によって得られた歯肉は長期の予後が見込めるか？－ …………104

7 顎堤吸収
－その予防と回復は可能か？－ ……………………………………114

8 歯肉レベル不調和
－歯肉レベルのコントロールは可能か？－ …………………………124

9 病的歯牙移動（PTM）
－矯正処置が歯周組織に与える影響は？－ ………………………132

Chapter IV

複雑な症例への対応

1 Case 1　侵襲性歯周炎 ………………………………………142

2 Case 2　慢性歯周炎 …………………………………………154

文献 ……………………………………………………………………167
索引 ……………………………………………………………………173

Chapter 1
歯周病の予後を考える

Chapter 1 歯周病の予後を考える
―保存か抜歯の判断基準は？―

予後判定の必要性

「この歯はあと何年ぐらいもちそうですか」，このような言葉を患者から聞く機会は歯周治療を主に行っているとほぼ毎日あるといっても過言ではない．また歯科医療従事者においても，診療中や治療計画策定中に「この歯はどれぐらいもつのだろうか」と疑問をもち，その答えを毎日のように思案している．このように1本の歯が将来どのように機能するかは，術者ならびに患者双方にとって非常に関心が高い．

生涯にわたり管理し続ける必要のある歯周病患者の治療を行うにあたり，ある一時点のみの診査から個々の歯の予後を判定するのは容易なことではない．しかし一方で，治療計画を立案するためには必要不可欠なことでもある．よって，歯周病学の発展において歯の予後を判定する因子（prognostic factor）を探求するため，さまざまな基礎的・臨床的研究が行われてきた．

正確な予後判定因子を求めて〜研究の変遷〜

一般的に歯周治療計画を立案する際，診査・診断のもと予後を判定し，その結果を参考に行う（図1）．しかしながら，その予後判定に妥当性はあるのだろうか？

歯周病の予後判定因子を探す研究は多く存在する．代表的なものでいえば，プラークコントロールが悪い場合[1]，高齢者[2]，喫煙者[3]はより多くの歯を喪失すること，糖尿病等の全身疾患の存在下では歯周病が悪化する傾向があること[4]などの疫学的手法を用いた研究である．しかしながら，この種の研究の大部分は横断研究であり，個々の患者がもつさまざまな条件の違いを把握することができないため，あくまで傾向を知ることしかできなかった．

そこで，個々の患者の条件の違いを反映するために，現在でもよく用いられているのが臨床的パラメータを用いた研究である．プラークコントロールレベル等の病因の個人差や，BOP（bleeding on probing），PPD（probing pocket depth），X線写真上の骨吸収量などの病変の違いとの関連性を調べたものである．これらは比較的簡便にできるため，結果としてさまざまな有用な研究結果が報告された．

次に脚光を浴びたのが細菌学的手法を用いた研究である．歯周病の直接的病因であるプラークや，そこに存在する推定歯周病原菌を調べる方法で，古くは病変部から培養法によって菌を検出し，その病変の細菌学的特徴から病変の特徴や活動性などを調べた．その後，培養法では検出できない細菌についてもPCR法等の検出機器の発展とともに

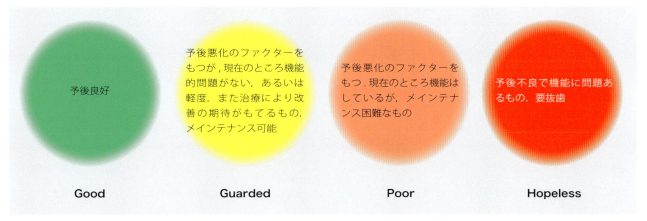

図1 予後判定

検出可能になり，また宿主の血清抗体価を調べることも可能になったため，より正確に病変に存在する細菌の種類ならびに量を同定することができるようになった．これにより特異的細菌学説に則った病変の細菌学的特性や診断，予後を調べる研究が行われるようになった．

そして，その後に行われるようになったのが免疫学的手法を用いた研究である．細菌学的刺激に対して反応する宿主側の因子を研究したものである．IL-1の遺伝型の差異，PGE_2，TNF-α，各種IL等の炎症性サイトカインの存在や白血球の走化性などを調べ，その変化が与える病変の予後に関する研究が行われた．

このように，予後判定因子の特定とその妥当性に関する研究がさまざまな手法を用いて現在も行われている．

予後判定の妥当性

それでは，これらの研究から導き出された予後判定の妥当性はどのようなものであろうか．

1. 臨床的パラメータを用いた予後判定

McGuireは，「Prognosis vs actual outcome」というタイトルで臨床的なパラメータによる予後判定に関する一連の論文を発表している．

（1）臨床的パラメータの値に基づく予後判定

一つ目の論文[5]は，一般的に広く教えられている臨床的パラメータ（図2）の値に基づいて策定した5段階の予後判定基準を用いて，治療後に個々の歯の予後判定を行い，治療から5年後そして8年後に同じ基準で個々の歯の予後判定を行って，治療後に下した予後判定の妥当性を調べたものである．

結果，Good以外の予後判定は治療後に判定が変わる傾向が強く，特に判定が悪いPoor，Questionable，Hopelessは良い判定に変化することが多いことが判明した（図

図2 予後判定に関与すると考えられていた因子（臨床的パラメータ）（McGuire 1991[5]）

歯牙レベル因子	患者レベル因子
骨吸収量	年齢
プロービングポケットデプス	全身疾患
骨欠損形態	個々の歯の予後判定
根分岐部病変の有無／程度	進行度
動揺度	患者協力度
歯冠-歯根比	経済状態
根形態	歯科医師の知識と能力
エンド病変	病因因子
カリエス	口腔習癖と嗜好
歯牙の位置／咬合関係	
治療計画の中での重要度	
術者の知識と技術	

		Total Population (N = 100) Initial to 5 Years		8 Year Maintenance Group (N = 39) Comparing Initial to 8 Years	
Good (N = 1776)	to Good	84.6%	Good (N = 654)		84.7%
	to Fair	13.2%			10.7%
	to Poor	1.6%			3.5%
	to Questionable	0.3%			0.2%
	to Hopeless	0.2%			0.9%
Fair (N = 497)	to Good	55.3%	Fair (N = 175)		55.4%
	to Fair	35.6%			32.0%
	to Poor	7.4%			11.4%
	to Questionable	0.4%			0%
	to Hopeless	1.2%			1.1%
Poor (N = 153)	to Good	35.2%	Poor (N = 79)		45.5%
	to Fair	40.5%			40.5%
	to Poor	18.9%			7.6%
	to Questionable	0%			1.3%
	to Hopeless	5.2%			5.1%
Questionable (N = 37)	to Good	18.9%	Questionable (N = 15)		40.0%
	to Fair	32.4%			20.0%
	to Poor	29.7%			13.3%
	to Questionable	0%			0%
	to Hopeless	18.9%			26.6%
Hopeless (N = 21)	to Good	19.0%	Hopeless (N = 8)		12.5%
	to Fair	9.5%			12.5%
	to Poor	19.0%			0%
	to Questionable	0%			0%
	to Hopeless	52.3%			75.0%

図3 予後判定の5，8年後の変化（McGuire 1991[5]）
Poor，Questionable，Hopelessの判定を受けた歯は，5，8年後の再判定時によい判定を受ける割合が高い

3）．このことから，一般的に信じられている臨床的パラメータによって下した予後判定の妥当性は低いことが理解される．また，単根歯の予後判定の妥当性は複根歯よりも高いことが報告され，良い意味でも悪い意味でも複根歯の予後を予測するのは，根分岐部や歯根離開度などの因子が加味されるため，困難であることがわかった．

因子	改善（オッズ比）	悪化（オッズ比）
歯周病の家族歴	*1.716*	*0.757*
喫煙	**0.556**	**1.891**
糖尿病	0.723	*1.451*
不良習癖	0.901	*1.456*
ナイトガードの未使用	0.847	**1.525**
50％以上の骨吸収	1.076	*1.594*
PPD	**0.795**	**1.365**
根分岐部病変	**0.715**	**1.710**
動揺度	**0.712**	1.219
根形態	0.711	**1.835**
カリエス	5.596	1.919
エンド病変	1.916	**4.349**
歯の位置異常	*0.441*	**2.173**
口腔衛生状態	**3.274**	0.720
固定性補綴物の支台歯	1.501	*1.446*

Odds rations significant at α＝0.05 are shown in bold type. Factors significant at α＝0.10 are shown in italics. Insignificant facors for both improved prognosis and worse at 5 years are not shown.

図4　5年後の予後判定に影響を与える因子（McGuire 1996[6]）
喫煙習慣，PPD，根分岐部病変の有無は特に影響を与える

■ PPD（mm）
■ 根分岐部病変
■ 動揺度
■ 骨喪失量（％）
■ 不良習癖とナイトガード未使用
■ 喫煙

図5　歯の喪失率に影響を与える因子（McGuire 1996[7]）

（2）予後判定に影響を与える因子

2つ目の論文[6]では，どのような因子が実際に予後判定の変化に影響を与えているのかを調べたところ，特に喫煙習慣，PPD，根分岐部病変の存在が予後判定に大きく影響することがわかった（図4）．たとえば，喫煙習慣がある場合は明らかに予後判定が悪くなり，喫煙習慣がない場合は予後が良いと判断される傾向が高いということであり，これらの因子が強い影響を与えていることが理解される．一方，ナイトガードの未使用，エンド病変，歯根形態，位置異常は予後判定が悪くなる傾向が強いが，だからといって，これらの因子がない場合に明らかに予後が良くなるかというとそうでもないこと，さらに動揺度，良好な口腔衛生状態は，予後判定を良くする傾向が高いが，悪いからといって必ずしも判定が悪くなるものではないことが報告された．

（3）抜歯と関連性が高い因子

そして，3つ目の論文[7]として報告されたのは，上記の研究のなかで実際に抜歯になった歯と関連が高い因子を調べたものであった．PPD，動揺度，根分岐部病変，歯冠‐歯根比，歯根形態，喫煙，歯槽骨吸収，さらに不良習癖があるにも関わらずナイトガードをしないこと，などが歯の喪失と関連性が高いことが報告され，なかでも動揺度，喫煙，ナイトガード未使用が特に強い影響を与えることが報告された（図5）．

また，一般的に考えられている臨床的パラメータと歯の予後や喪失率との関連性は，個々によってかなりの差があることが一連の研究で判明した．

図6 歯周炎発症のメカニズム
　細菌性プラークの蓄積に伴い歯周病原菌が増加し，それに対応する宿主の反応によって歯周炎が発症するが，宿主の反応の差はさまざまである

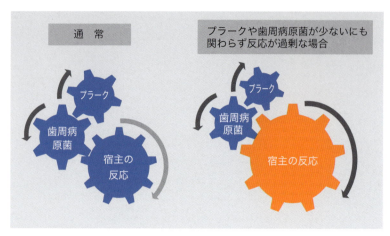

2．細菌学的手法による予後判定

　進行した歯周病罹患部位と同部での特定細菌の存在には強い関係があることは，数々の報告[8]からも明らかである．しかしBrochutら[9]の報告では，治療終了後（非外科的治療から6週間後），ならびに治療後6カ月後に細菌検査を行ったところ，*P. gingivalis*, *A. actinomycetemcomitans*, *T. forsythensis*, *T. denticola* の存在と実際の治療結果との相関関係は個人差が大きく，治療後の結果と細菌学的特性との相関関係を見出すことができなかった．

　また，Listgartenら[10]によるシステマティックレビューでは，細菌検査を患者管理のために行うのは，通常の治療に対する反応が低い場合にのみ行うべきであるとしている．また，細菌検査の有用性をサポートする研究は抗菌療法を行うためのガイドとして派生したものが多く，細菌叢の複雑さ，部位特異性，個体差などを考慮すると，細菌検査の結果から歯周病の管理ましてや予後判定を行うことは困難であると結論づけている．

　よって，特定の細菌の存在と歯周病発生の間に絶対的な因果関係がないため，細菌検査によって行われる予後判定は"診断と病態を把握することである"程度の一般的な傾向を与えるものでしかないといえる．

▼
細菌検査の結果から歯周病の管理，ましてや予後判定を行うことは困難である（Listgarten 2003）

3．遺伝型による予後判定

　上記までの予後判定法によってもたらされた結果の不確実性により，予後判定は宿主のもつ病気のなりやすさ，つまりSusceptibilityの把握に着目されるようになった．プラークの蓄積による歯周病原菌の増加は歯周病の直接的病因であり，それに対する宿主の反応の結果，歯周炎が発生することは自明の理であるが，この宿主の反応の差はさまざまであり，遺伝的に決定づけられた個人差，たとえば図6のように歯車の大きさを把握する試みが行われるようになった．

　歯周炎への遺伝的因子の影響については，Michalowiczら[11]が報告しており，一卵性双生児は一緒に生活していても，別に住んでいても歯周病の罹患状況が二卵性双生児でともに生活している場合よりも近似していることから，遺伝的因子は環境的因子より

	Age-and Sex-Adjusted	Fully-Adjuste
Attachment loss	48%	43%
AL2	59%	59%
AL3	52%	50%
Probing depth	49%	45%
PD4	50%	50%
Gingival index	52%	0%

図7 歯肉炎や歯周炎に対する遺伝的因子の影響（Michalowicz 2000[12]）
行動因子，環境的因子を統計学的に除外（fully-adjusted）しても，アタッチメントロスについては遺伝的な差が約40～60％の影響を与える

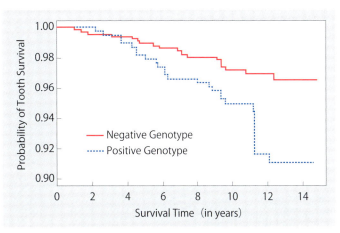

図8 IL-1遺伝型の相違による生存率の相違（McGuire 1999[12]）
時間経過とともに生存率の減少が明確になっている

も歯周炎に強い影響を与えることが示唆された．また双生児を用いた同様の研究[12]で，統計学的な解析を用いて歯肉炎や歯周炎に関与する因子を調べており，喫煙やメインテナンス受診率などの環境的因子の影響を除外すると，歯肉炎については遺伝的因子の影響を認めることはできないが，歯周炎については罹患患者の疾患状況の差の約50％に遺伝的因子が影響を与えたとしている（図7）．よって，遺伝的な影響を実質的に決定する炎症性サイトカインなどの炎症性メディエーターの遺伝型の違いに関する研究が盛んに行われるようになった．

▼
IL-1遺伝型の違いは高いレベルでIL-1の産生と関係があり，重度歯周病患者の86％は喫煙習慣かIL-1 genotype(+)をもっていた（Kornmann 1997）

Kornmanら[13]によって，IL-1の遺伝型の相違によって歯周病の進行度が異なること（IL-1遺伝型は高いレベルでIL-1産生との関連があり，重度歯周病患者の86％は喫煙習慣かIL-1genotype（＋）を示した）が報告されたのを機に，遺伝的因子（genetic factor）と臨床的成績を比べた報告がされるようになった．

また，前述のMcGuireによる一連の予後に関する論文のうち最後に発表されたのが，このIL-1の遺伝型の違いと臨床結果との関連を調べたものである．歯の喪失率については，患者がIL-1遺伝型の違い（＋）によって2.7倍高まり，ヘビースモーカーの場合は2.9倍高まり，両方の場合は7.7倍高まるというものであった[14]（図8）．

一方，被喫煙者においてはIL-1genotype（＋）でも歯周病のリスクがあがらないという報告[15]や，人種によっても大きな差があることが報告されている[16]．Huynh-Baら[17]によるシステマティックレビューでは，IL-1遺伝型が歯周病の進行に関与することについては十分な科学的根拠があるが，喫煙等の他のリスク因子などとの関連についてはその扱いが研究によってさまざまであるため，慎重にそれらの研究結果を判断する必要があるとしている．よって，他のMMP，TLR，TNF-α，HLA等の遺伝的因子も含めて，遺伝的因子から行う予後判定には否定的な意見もあるが，一定の価値があると考えられる．

Hopelessの基準

上記のように，絶対的な信頼性をもつ予後判定因子は現在のところ存在しないため，実際の予後判定は個々の条件を理解しながら総合的に判断しながら行う必要がある．それを踏まえ，抜歯をしなければならない判断基準（Hopelessの基準）について考察する．

1. Hopelessの判断

▼
要抜歯と判断された歯を歯周組織再生療法によって保存を試みた結果，治療終了後5年でも92％の歯が良好に機能しており，歯周組織再生療法は予後判定を変えることができる（Cortelini 2011）

従来，Hopelessか否かの判断は，過度の動揺や根尖まで進行した骨吸収などの条件で決定していた．しかしそれらの条件は，臨床家の個人的な経験によって導きだされたものであり，歯周組織再生療法の発展とともにその条件は大きく進化している．Cortelliniら[18]は，根尖を超えた骨吸収のため要抜歯と判断された歯を歯周組織再生療法によって保存を試みた結果，治療終了後5年でも92％の歯が良好に機能しており，歯周組織再生療法は予後判定を変えることができると報告している．

Case 1

50歳代，女性．歯の動揺と歯周病の管理を主訴に来院．|1は2度の動揺があり，PPDは近心5mm，X線写真より支持骨が大きく失っていることがわかる．

患者は非喫煙者で，プラークコントロールは良好であり，歯周基本治療にてPPDは改善したが，外傷性咬合の存在の疑い，骨吸収量や動揺度などを考慮して，抜歯ならびに矯正治療とその後の補綴処置も提案したが，患者が歯の保存を希望したためメインテナンスに移行した．

7年以上経過したが，3カ月ごとのメインテナンスにも欠かさず応じており，動揺はあるものの歯周組織は良好に管理されている．患者レベル因子が良好な場合，歯牙レベル因子が理想的でなくても，歯は保存することができることを示している．

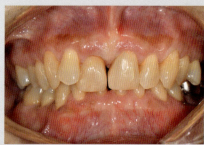
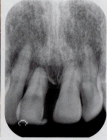

1-1, 1-2 治療終了時

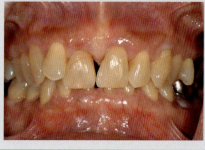
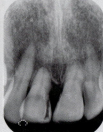

1-3, 1-4 治療後7年

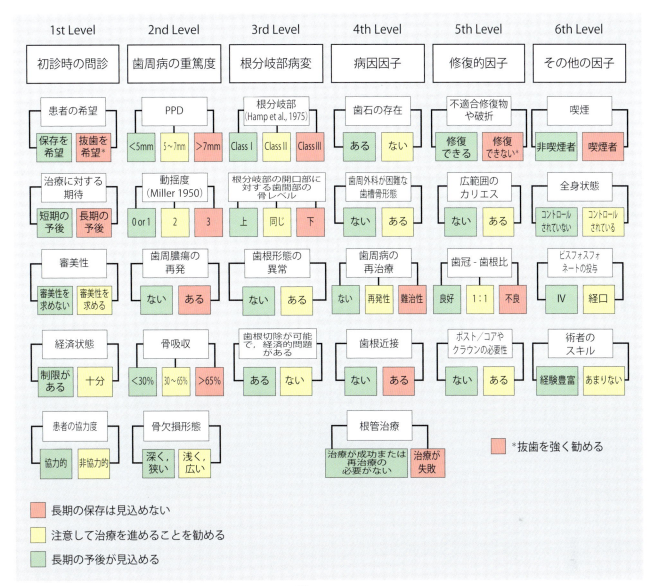

図9 抜歯か保存かの決定フローチャート（Avila 2009[19]）
さまざまな因子の考察が推奨されている

このように個々の条件によっては，治療後に要抜歯の判定は変化するので，Hopelessの判断はよりさまざまな因子を考慮して行うべきであると考える（**Case1**）．Avilaら[19]は，歯を保存するか，抜歯するかを決定するためのプロトコールを提案している．患者の意志や治療への期待，歯周病の重篤度，修復的要素などさまざまな因子を考慮し，総合的な判断で保存か抜歯かを選択することを提唱している（**図9**）．

2．Hopeless歯による隣在歯への影響

それでは，Hopelessと判断された歯を保存し続けた場合に懸念されるのが，隣在歯への影響である．

	術前（平均±SE）	術後（平均±SE）	変化±SE	P Value
Hopeless歯（mm）	7.18±0.35	6.45±0.41	0.82±0.34	0.0061
Hopeless歯（％）	57.46±1.49	52.32±2.03	5.94±2.12	0.0032
近心の隣在歯（mm）	5.68±0.36	5.40±0.44	0.28±0.23	0.422
近心の隣在歯（％）	42.45±2.33	40.56±3.21	1.88±1.92	0.5384
遠心の隣在歯（mm）	5.46±0.35	5.17±0.40	0.29±0.25	0.3673
遠心の隣在歯（％）	41.65±2.07	40.15±2.30	1.50±1.85	0.4811

図10 治療を行い保存したHopeless歯が与える影響（Machtei 2007[21]）
適切な治療を行えばHopeless歯自体，隣在歯ともに骨レベルは変わらない．ごくわずかに増加している

Machteiら[20]は，歯槽骨吸収や根分岐部病変の存在によってHopelessと判断した歯の隣在歯の平均年間歯槽骨吸収量は，Hopeless歯を抜歯した場合に比べて10倍であったと報告している．しかしながら，上記の研究では，Hopeless歯に対して何も治療を行わなかった場合であり，同歯に対してSRPや歯周外科治療を行った場合は，その隣在歯の歯周組織に対して悪影響を与えなかったという報告が存在する[21, 22]．さらにMachteiら[23]は，治療して保存した場合，Hopeless歯の周囲歯槽骨量ならびに隣在歯の周囲歯槽骨量は変わらない，またはごくわずかに改善することを報告している（**図10**）．

よって，歯周病の特性である部位特異性を考慮すると，ある程度の炎症管理が行われれば，隣在歯への影響は軽微であるといえる．

まとめ

このように，臨床の場で簡便な診査法を用いて調べることができる因子のなかで，予後判定に絶対的な予知性を与える因子は現段階では存在しないが，ある程度の方向性を与える因子は存在するといえる．

また，歯周組織再生療法や補綴的対応により予後判定が大きく変化する場合があるため，そのような治療結果に影響を与える条件を兼ね備えている場合は，治療の結果を予測した予後判定を行う必要がある．

よって予後判定は，患者レベルの因子，そして歯牙レベルの因子を総合的に把握して，科学的根拠を参照しつつ，最終的には術者の主観によって決定するべきである．そのようにして下した予後判定を考慮しながら治療計画の策定を行うことによって，術者は治療上考慮すべき点を整理することができ，そして患者は現状の把握と術者の提示する治療計画に込められた意図を十分に理解することができるため，両者の間に円滑なコミュニケーションが生まれるのである．

Chapter II
歯周病に対する処置法を考える

ChapterII 歯周病に対する処置法を考える

1 歯周基本治療
― SRPはどこまでやるべきか？―

歯周基本治療とは

　歯周基本治療は，初期治療または原因除去療法ともよばれている．その目的は，歯周病の直接的病因の除去，つまり歯肉縁上・縁下に存在する細菌性プラークの除去である．また，間接的な病因である喫煙習慣の改善や，歯ぎしり等の異常口腔習癖，早期接触等の咬合性外傷誘発因子の改善なども含まれる．

　また，欧米では非外科的療法（non-surgical therapy）として歯周基本治療を位置づけており，SRPのみならず局所的・全身的抗菌療法などを含めた外科治療以外の治療法として扱っている．

予後に関する文献的考察

1．歯周治療を受けなかった場合の予後

> 治療を全く受けなかった場合，8％が急速に，81％がゆっくりと進行し，残りの11％はほとんど進行しなかった
> （Löe 1986）

　歯磨きをせず，治療を全く受けない場合，歯周病はどの程度進行するのであろうか．Löeら[1]は，8％が急速（0.1～1.0mm/year）に，81％がゆっくり（0.05～0.5mm/year）と進行し，残りの11％はほとんど進行しなかったと報告している（**図1**）．その結果として，急速に進行するグループでは35歳時に12歯，40歳時に20歯，そして45歳時にすべての歯を失っており，歯周病になりやすい人が何も治療を受けなかった場合は，早期に歯を失うことを報告した．

2．歯周治療を行った場合の予後

> 歯周治療を受けた場合，30年で77％は0～3歯を失い，15％は4～10歯，残りの8％は10歯以上を喪失した
> （Hirschfeld 1978）

　Hirschfeld & Wasserman[2]は，歯周治療を行った患者の予後を平均して22年間観察した結果，77％は0～3歯を失い，15％は4～10歯，そして残りの8％は10歯以上を喪失したと報告した（**図2**）．このことは，適切な歯周治療を受けた場合，約8割の人は長期間大多数の歯を保存することができるが，それでも1割の人は急速に歯を失っていくことを意味する．

　同じような報告はMcFall[3]，Goldmanら[4]，Pearlman[5]によっても報告されている．これらの治療法の多くは外科治療であったことを踏まえると，多くが非外科的療法であった以前の報告と比べても予後は類似していることから，治療法による差はそれほどないのかもしれない．

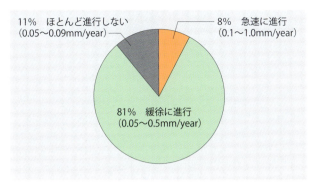

図1 治療を全く受けなかった場合の歯周病の予後（Löe 1986 [1]）

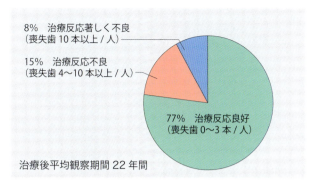

図2 治療を行った場合の歯周病の予後（Hirschfeld & Wasserman 1978 [2]）

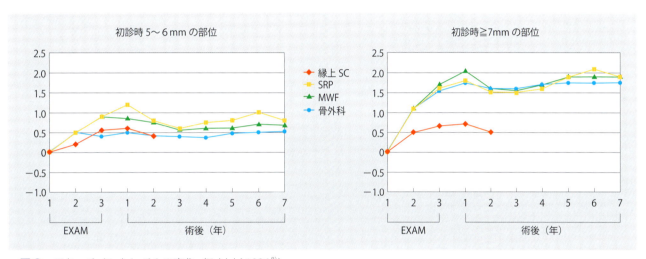

図3 アタッチメントレベルの変化（Kaldahl 1996 [8]）
初診時5～6mmの部位では，SRPグループが最もアタッチメントゲインが大きい．EXAM 1：初診時，EXAM 2：歯周基本治療後4週，EXAM 3：歯周外科後10週

3. 非外科的療法の効果

　Lindheら[6]は，SRP単独，もしくはSRP＋Widman改良法によって治療を受けた患者の予後を比較したところ両者に差はなく，治療の効果は治療法の差によるものではなく，根面デブライドメントの質と患者のプラークコントロールによって決まると報告した．またRamfjordら[7]は，SRP，歯肉縁下キュレッタージ，Widman改良法，ポケット除去療法によって治療した患者の予後を追跡した結果，プロービングポケットデプス（PPD）が1～3mmの部位ではSRPによって治療したグループが最もアタッチメントロスが少なく，PPDが4～6mmの部位ではSRP，歯肉縁下キュレッタージのグループが外科のグループよりもアタッチメントロスが少なく，7mm以上の場合は治療法による差はないと報告している．Kaldahlら[8]は，歯肉縁上スケーリングのみ，SRP，Widman改良法，骨外科を比較した結果，歯肉縁上スケーリングのみで治療した場合は疾患の進行が全くコントロールできなかったこと，アタッチメントロスに着目した場合はどのようなPPDでもSRPが最もアタッチメントの維持に効果的であることを報告した（図3）．

▼
アタッチメントロスに着目した場合，PPDの値に関係なくSRPが最もアタッチメントの維持に効果的である（Kaldahl 1996）

Case 1 初診時

　40歳代，男性．総合的な検査と治療を求めて来院した．主訴は，7┘の自発痛，ブラッシング時の出血を改善したいとのことであった．

　視診では，辺縁歯肉はピンク色で，表面性状は硬かった．X線診査では，臼歯部に軽度から中等度の垂直性骨欠損が認められた．歯周組織検査では，臼歯部隣接面に深いPPDが存在したが，根分岐部病変は認められなかった．

　診断は，限局型中等度慢性歯周炎とした．

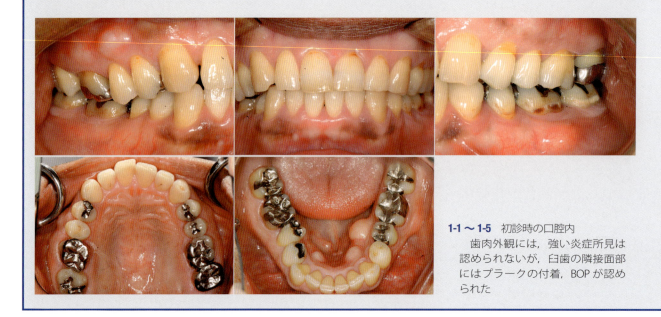

1-1 ～ 1-5 初診時の口腔内
歯肉外観には，強い炎症所見は認められないが，臼歯の隣接面部にはプラークの付着，BOPが認められた

　以上をまとめると，適切な歯周治療は多くの場合，疾患の進行抑制に効果的であり，歯周治療において重要なことは歯肉縁上・縁下のプラークコントロールの質と，その継続的な管理であること，PPDではなくアタッチメントレベルに着目すると非外科的療法が最も成績がよいことが理解できる．

予後判定とケースアセスメント

　Case 1 において，治療上の重要な因子つまり予後に影響を与える因子（**図4，5**）のなかからその状態を考慮し予後判定基準に則り予後判定を行う．

　まず患者レベル因子をみると，「非喫煙者」「良好なコンプライアンス」「全身的健康」と予後を良くする因子が揃っている反面，「プラークコントロール不良」「カリエスリスクが高い」「ブラキシズム」と予後を悪くする因子も認められる．そのため，口腔内全体の予後判定はGuardedとなる．

患者レベル： **Guarded**

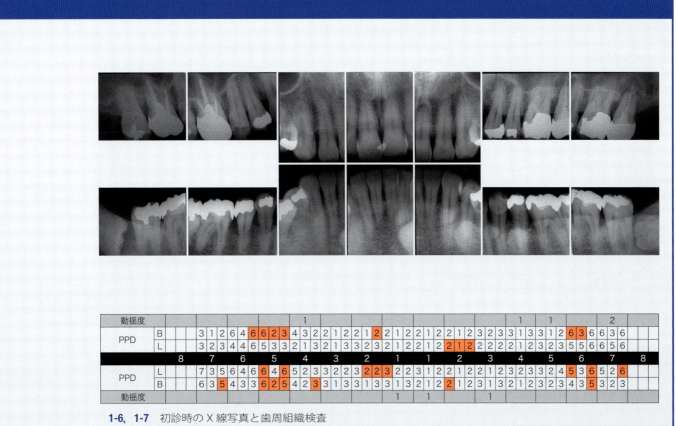

1-6, 1-7 初診時のX線写真と歯周組織検査
臼歯の隣接面部に深いPPD，6̲|5̲ には垂直性骨欠損が認められたが，歯冠 - 歯根比は良好である．患者はブラキシズムを自覚していたが，歯の動揺度は安定しており，6̲|5̲ も大きな動揺は認められなかったため，重篤な咬合性外傷を受けているとは判断できない

年齢		骨吸収量	エンド病変
全身疾患		**プロービングポケットデプス**	カリエス
個々の歯の予後判定			
進行度		**骨欠損形態**	歯牙の位置／咬合関係
患者協力度		根分岐部病変の有無／程度	治療計画の中での重要度
経済状態		動揺度	術者の知識と技術
家族歴			
歯科医師の知識／能力		歯冠 - 歯根比	**その他**
口腔習癖／嗜好		根形態	
その他			

図4 予後判定に影響する患者レベルの因子　　**図5** 予後判定に影響する歯牙レベル因子（6̲|5̲）

一方，歯牙レベル因子をみると，比較的骨吸収の大きい 5|6 は「PPDが深い」「垂直性骨欠損」と予後を悪くする因子がある一方，「生活歯である」「動揺度が小」「根分岐部病変なし」と予後を良くする因子が多い．ゆえに，これらの歯の予後判定はGuraded とした．その他の歯の予後は Good であるが，|7 は歯根破折のためにHopeless とした．

5|6：**Guarded**　　|7：**Hopeless**

治療計画としては，歯周基本治療を行った結果により，その後の治療方針を決定することにした．

非外科的療法の適用

1. 根分岐部病変への対応

Loos ら[9] は，非外科的に歯周治療を行った場合，深い PPD が存在する部位のうち，大臼歯部の根分岐部病変に隣接した部位は，大臼歯以外の歯や大臼歯の平滑面部と比べて，アタッチメントロスを起こす確率が高いことを報告した．また，Fleischer ら[10] は，根分岐部の歯石除去率に関して，術者の熟練度と外科的なアプローチによって成績は向上することを報告した（図6）．

以上から器具のアクセスが困難な大臼歯の根分岐部は，外科的なアプローチを選択するメリットが高いといえる．

▼ 根分岐部の歯石除去率は，術者の熟練度と外科的なアプローチによって向上する（Fleischer 1989）

■ 根分岐部病変への対応については Chapter Ⅲ-1 を参照

2. SRP はどこまでやれるか，やるべきか

SRP をどれぐらいやるべきかは，実際の臨床では重要な関心事と言える．なぜならば，SRP の目的は根面より細菌性沈着物やそれらが入り込んだ歯質そのものを除去することだからである．歯周病に侵された歯面は，セメント質が露出し，断片化（Fragmentation）によって崩壊していく．そこに歯石ならびにプラーク由来のエンドトキシンが入り込むため，その到達先は露出セメント質表面までなのか，それともセメント質内部までなのか，さらには象牙質表層部までなのかは疑問に思うところである．

Moore ら[11] は，エンドトキシンは歯石の表面上に存在し，その多くは機械的な清掃で除去できると報告した．つまり，歯石だけを選択的に除去すればよいことになる．

一方 Cadosch ら[12] は，抜去歯に SRP を行うことで生じた除去物質の中に存在するエンドトキシンの量を測定したところ，セメント質がなくなり象牙質に到達した時にはじめてエンドトキシンが検出されなくなったことから，エンドトキシンはセメント質内部にも存在することを報告した．エンドトキシンの除去を考慮すると，SRP 時にセメント質は完全に除去する必要性があることになる．

また Sherman ら[13] は，歯石だけを選択的に除去するために必要な歯石の探知に関する研究を行ったところ，顕微鏡レベルの歯石が存在した歯面の 80％ が臨床的には歯石なしと判別されており，顕微鏡レベルの歯石が存在しない歯面の 10％ が臨床的に歯石ありと判別されていたと報告している．術者のエラーを考慮すると，歯石を除去する

▼ エンドトキシンはセメント質内部にも存在する（Cadosch 2003）

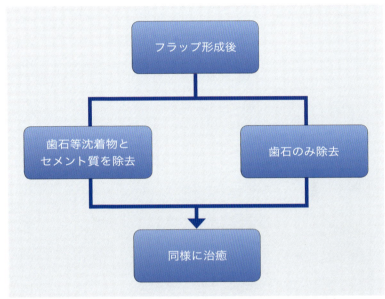

図6 根分岐部の歯石除去率（Fleischer 1989[10]）
外科的アプローチが有効である

図7 セメント質除去の必要性（Nyman 1988[14]）
露出セメント質の完全除去は必ずしも必要ではなく，歯石が除去できれば軟組織は治癒する

ためには，ある程度の健全歯質も含めた除去によって完全な歯石除去が可能になる．

これらの研究から，臨床的にはSRPによるセメント質の完全除去が必要なように思えるが，Nymanら[14]は，歯周外科時に歯石等の沈着物とセメント質を完全に除去した歯面と，歯石のみを除去した歯面を比べた場合，術後の治癒に差はなかったと報告している（図7）．

▼
歯周外科時に歯石等の沈着物とセメント質を完全に除去した歯面と，歯石のみを除去した歯面を比べた場合，術後の治癒に差はなかった（Nyman 1988）

以上のことより，SRPによって期待する上皮性付着を得るためには，エンドトキシンの完全な除去が必要なわけではなく，付着する上皮側が許容できる範囲まで細菌性刺激が減じられているかが重要なようである．許容範囲については，たとえば侵襲性歯周炎患者のように，ごく少ない細菌性刺激に対して生体が過剰に反応するような場合は，付着を得るために露出セメント質の除去によるエンドトキシンや歯石の完全な除去が必要であるが，大量の歯石やプラークが存在することで生じている慢性歯周炎の患者には，表面上の歯石が大まかにとれるだけでもその歯根面は，生体にとって許容できるものであるのかもしれない．したがって，SRPのレベルは患者や患歯の状況に応じて変化するべきと考えられる．

Case 1　治療経過と結果①

　プラークコントロールレベルが低い，間食を常に行うなど，生活習慣に関わった問題が多く認められたため，担当歯科衛生士による口腔衛生指導が徹底的に行われた．その結果，歯肉縁上のプラークコントロールが著しく改善し，歯肉表面上の炎症は消退していった．

　その後，歯肉縁下のプラークコントロールとして浸潤麻酔下でのSRPが行われた．はじめに超音波スケーラーによるスケーリングを行い，次に手用器具を用いてルートプレーニングを行った．SRPのレベルとしては，歯肉縁下歯根表面の沈着物の量があまり多くなかったものの，その状態でも歯周病が進行したと推察したため，徹底的に行った．

　1カ月後に再評価を行ったところ，歯周組織の安定が確認されたため，SPTへと移行した（1-8〜1-13）．患者は，その後も3カ月ごとに定期的に来院し，担当歯科衛生士による口腔衛生指導ならびにスケーリングを受けている．メインテナンス時の状況は良好であるが，臼歯部を中心にBOPが増加する傾向が見られることがあるため，その度に再指導を行った．

　術後5年が経過しているが，良好なプラークコントロールならびに生活習慣の改善が継続され，良好な状態が保たれている（1-14〜1-26）．

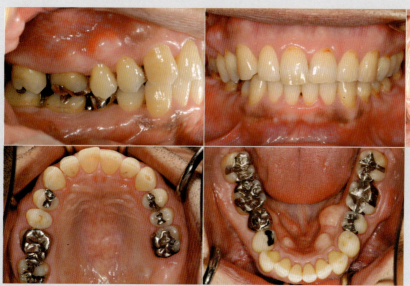

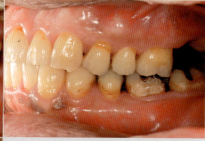

1-8〜1-12　歯周基本治療終了時の口腔内
　カリエスの発生状況も考慮にいれ，間食の改善も含めた徹底的なセルフプラークコントロールの重要性を指導後，浸潤麻酔下にてSRPが行われた．再評価後，BOPならびにPPDが改善した．「根分岐部病変がない」「患者レベルでの予後がよい」などの理由で外科治療の必要性はないと判断してSPTに移行した

1-13　歯周基本治療終了時の歯周組織検査結果

歯周基本治療

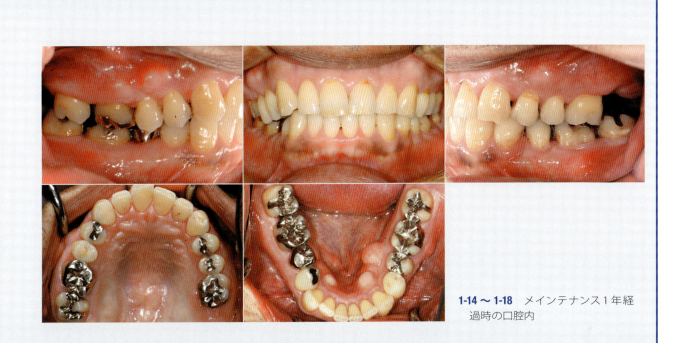

1-14 〜 1-18 メインテナンス1年経過時の口腔内

1-19 メインテナンス1年経過時のX線写真

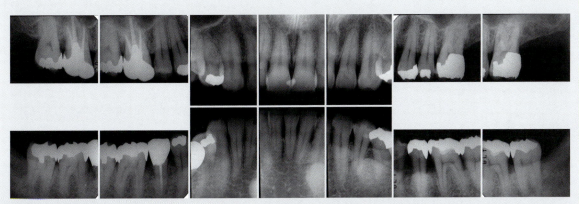

1-20 メインテナンス時の歯周組織検査結果
　患者自身のプラークコントロールは不安定な時期があるものの，向上した状態を保っていた．下顎第三大臼歯の抜歯後の影響として孤立した5〜6mmのPPDが存在するが，全体として歯周組織は安定している

Case 1　治療経過と結果②

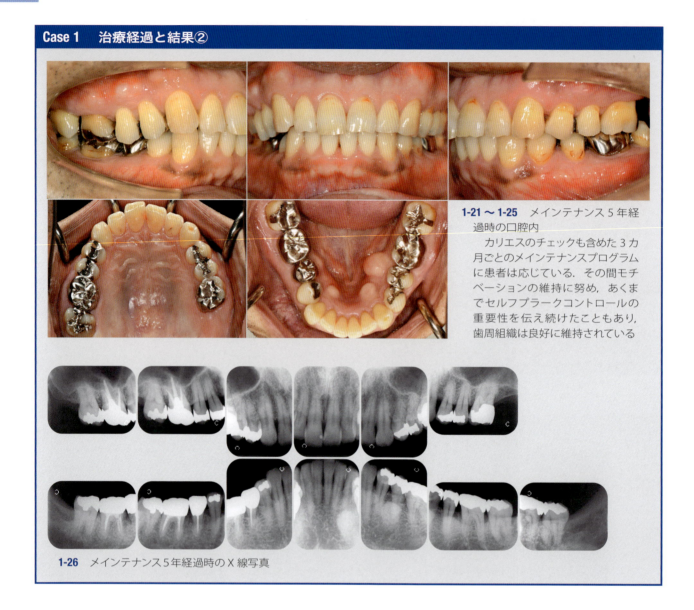

1-21〜1-25 メインテナンス5年経過時の口腔内

カリエスのチェックも含めた3カ月ごとのメインテナンスプログラムに患者は応じている．その間モチベーションの維持に努め，あくまでセルフプラークコントロールの重要性を伝え続けたこともあり，歯周組織は良好に維持されている

1-26 メインテナンス5年経過時のX線写真

まとめ

　歯周基本治療は，字のごとく歯周治療の基本をなす治療である．歯周病の直接的病因は細菌性プラークであり，またその修飾因子は，全身疾患，喫煙習慣，遺伝的要素など多岐に渡る．そのため，その患者に影響を与えている因子を見つけ，その因子の改善を行う，その行為が歯周基本治療である．

　よって，その基本治療のレベルが，歯周治療の成績に強く影響を与えるのは自明のことであり，歯周外科の技術，材料の選択などが与える影響はほんのわずかでしかないことを，われわれ臨床医は認識しなければならない．

ChapterII 歯周病に対する処置法を考える

2 歯周外科治療
－どのようなときに歯周外科を用いるべきか？－

歯周外科の目的

　歯周病の原因となる歯肉縁下プラークを停滞させる一つの要因として，歯根表面に存在する歯肉縁下歯石などの根面沈着物の存在があげられる．まず歯周基本治療におけるSRPで除去を行うが，根面に強固に付着して除去が困難な症例ではフラップを開き，明視野で器具の到達性を容易にする必要な場合がある．また，歯周病によって生じた骨欠損の一部は骨縁下欠損や垂直性骨欠損を呈するため，そのような部位ではプロービング値が増大する傾向にある．深くなった歯肉ポケット内では，歯肉縁下プラークが停滞し，細菌叢がより嫌気的に変化するため，そのような環境を好む歯周病原菌の繁殖を許す場となりうる[1]．このように歯肉縁下プラークの停滞を促す因子を改善し，長期にわたって歯周組織の安定性を得るためには，しばしば歯周外科治療が適用される．

歯周外科の種類

　歯周外科は上記の病因を改善するためのものであり，その目的で大別すると，器具の到達性を高め治療を容易にさせて明視野での適切なデブライドメントを行うためのものと，積極的に歯周ポケットを減少させるためのものとに分かれる（図1）．そして歯周ポケットを減少させるものは，軟組織形態の改善を行うものと，骨欠損形態の改善を行うものとにわかれる．後者はさらに，骨を切除することで平坦化する切除療法と，骨を増やすことで骨形態を平坦化させる再生療法に分類することができる（図2）．
　臨床では，このようなさまざまな意図をもった各種歯周外科が状況に応じて，単独または併用にて適用される．

適切なデブライドメントのための術式
　・Widman改良法　等

歯周ポケットを減少させるための術式
　─歯肉形態の修正のための術式
　　・歯肉切除術
　　・歯肉弁根尖側移動術
　　・Distal wedge法　等
　─骨形態修正のための術式
　　・骨外科
　　・歯周組織再生療法　等

図1　歯周外科の種類

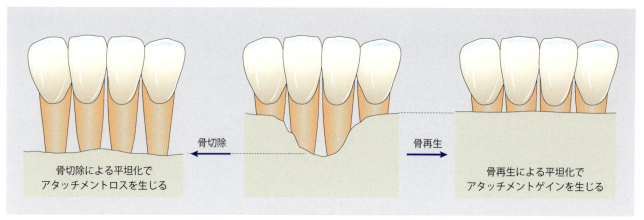

図2　骨の平坦化

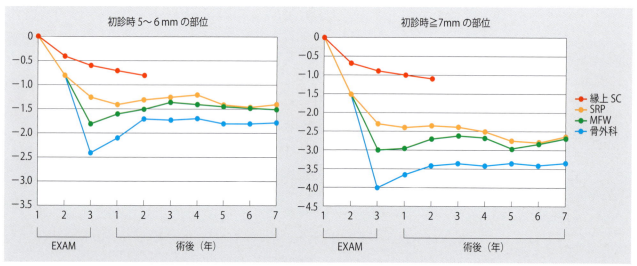

図3　PPDの変化（Kaldahl 1996[2]）
　　　術後7年の状態を調べたところ，PPDの減少は外科処置，特に骨外科が優位性を示し，術前のPPDが深いほど減少が大きい．EXAM 1：初診時，EXAM 2：歯周基本治療後4週，EXAM 3：歯周外科後10週

予後に関する文献的考察

1. 歯周外科の優位性

　Kaldahlら[2]は，歯周治療の効果を検証するため，歯肉縁上のスケーリング（SC）のみ，SRP，外科処置としてWidman改良法（MWF）と骨外科の4つの治療を無作為で選択し，術後7年の状態を調べたところ，PPDの減少は外科処置，特に骨外科が優位性を示し，術前のPPDが深いほど減少が大きいことを報告した（図3）．つまり，PPDの減少に着目した場合は，外科処置の有効性が証明される．これは，徹底的なデブライドメントによる消炎効果に由来するというよりも，骨形態の修正による物理的な影響によるものであると考えられる．

　しかしながら，アタッチメントレベル（CAL）の増大に注目した場合は，別の結果として捉えることができる．CALの変化はSRPが常に優位性を示し，骨外科は常に低いCALを示すと報告している（歯周基本治療の図3参照）．このことは，切除による

▼
PPDの減少は外科処置，特に骨外科が優位性を示し，術前のPPDが深いほど減少が大きい
（Kaldahl 1996）

▼
CALの変化はSRPが常に優位性を示し，骨外科は常に低いCALを示す
（Kaldahl 1996）

歯周外科治療

初診時のPPDによってグループ分けし，各治療を行い，1年後に3mm以上のアタッチメントロスが生じた部位の割合

Category	Root Plane	Modified Widman	Flap and Osseous
1-4 mm %	0.63%	0.70%	0.29%
N	9,383	6,439	5,549
5-6 mm %	1.94%	1.72%	0.94%
N	5,786	5,156	4,685
≧7 mm %	3.19%	2.09%	1.36%
N	2,981	2,967	2,494

], ┐ = significant difference ($P<0.05$).

歯周基本治療後10週時のPPDによってグループ分けした場合

Category	Root Plane	Modified Widman	Flap and Osseous
1-4 mm %	1.08%	1.22%	0.70%
N	13,903	12,391	12,355
5-6 mm %	2.20%	1.91%	1.34%
N	3,271	1,933	373
≧7 mm %	4.10%	3.78%	—
N	976	238	

], ┐ = significant difference ($P<0.05$).

図4 歯周病の再発率（Kaldahl 1996[3]）

- SRP　2.9 ± 0.3 mm
- MWF　4.2 ± 0.2 mm

図5 Critical probing depth（Lindhe 1982[4]）
　この値より低い部位にこれらの処置を行うと治療前よりアタッチメントの喪失を起こす

骨形態の修正はより多くの歯肉退縮が生じることを示している．また同報告において，骨外科を行ったグループのうち，術後に動揺などにより抜歯となった症例もあることから，すでにCALを多く失っている場合には骨外科は適切な治療法ではないようである．一方で，治療後3mm以上のCALの喪失が生じた割合をみると，初診時ならびに治療後のPPDの深さにかかわらず骨外科が他の治療群より少ないことから，骨外科は治療後の安定性が高いことが意味している．また，MWFはSRPより初診時のPPDが深い場合（7mm以上）のみ優位であることを報告している[3]（図4）．

Lindheら[4]は，CALの変化に関して非外科処置（SRP）と外科処置（MFW）の比較研究を行い，もともとのPPDと治療後のCALの増減の関係について統計学的に処理し，すべての歯ならびに歯面を平均したところ，SRPは2.9±0.3mm，MWFは4.2±0.2mmを境に治療後にCALの増加がみられ，これらの値を治療による効果が得られる境界線として重要なPPD（critical probing depth）であると報告した（図5）．つまり平均的には，上記の値よりも低い部位にこれらの処置を行うことはできないということである．また同報告では，歯種による違いを考慮した場合でも，MWFのcritical probing depthは常にSRPのそれよりも高いとしている．そして，MWFがSRPよりも治療後に多くのアタッチメントゲインを得ることができる初診時のPPDは，前歯部では約6.4mm，小臼歯では7.3mmであったのに対し，大臼歯では約4.5mmであった（図6）．これらより外科処置は，疾患がある程度進行した部位でなければその治療上の優位性は認められないこと，ならびにアクセスが悪く，歯牙形態が複雑な大臼歯を治療するためには外科処置が有効であることを表している．

▼
MWFがSRPよりも治療後に多くのアタッチメントゲインを得ることができる初診時のPPDは，前歯部では約6.4mm，小臼歯部では7.3mmであったのに対し，大臼歯部は約4.5mmであった（Lindhe 1982）

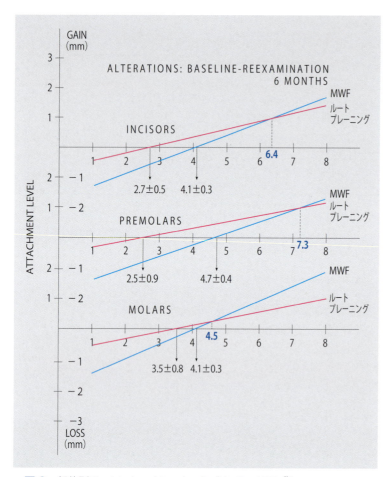

図6　部位別の critical probing depth（Lindhe 1982 [4]）

PD	Closed	Open
1-3mm	86%	86%
4-5mm	43%	76%
>6mm	32%	50%

図7　どのくらい歯石は除去できているのか？（抜去歯の各歯面の中で歯石なしの歯面の割合）（Caffesse 1986 [12]）

2. 歯周組織再生療法

　このように，適切なデブライドメントのための術式である MFW や，歯周ポケットを減少させるための術式のうち歯肉や歯槽骨を切除する，いわゆる切除療法は，治療後の安定は高いが，歯肉退縮や CAL の点から前歯や小臼歯には適用しにくく，また大臼歯でもすでに CAL を多く失っている場合には，不向きであることがわかる．そのような問題に対して，有効な治療法と思われるのが歯周組織再生療法である．

　骨移植材を用いた歯周組織再生療法は，Open flap debridement より常に有意な臨床成績を示し，十分な組織学的な検証も行われている [5]．また，Nyman によって報告された GTR 法は，その後改良されながら多くの優秀な臨床結果をもたらしている [6]．また，Open flap debridement のみならず EMD (enamel matrix derivative) を併用した場合や barrier membrane を用いた場合は，骨欠損の改善率がより向上することが報告されている [7]．つまり，骨欠損形態を切除するのではなく，増大させることで骨の平坦化をはかり，さらには CAL を改善することができる歯周組織再生療法は，臨床上きわめて有効であることが立証された．しかしながら，骨移植（DFDBA）や GTR はともに，Open flap debridement と比べて，臨床パラメータをより改善するが，その量はさまざまであることから，再生療法の予知性は不明確であるとする報告もある [8]．

▼
Open flap debridement のみならず EMD を併用した場合や barrier menmbrane を用いた場合は，骨欠損の改善率がより向上する（Froum 2001）

以上の結論として，歯周外科治療はあくまでSRP等の歯周基本治療を行っても良好な結果が得られない場合にのみ適用させるべきであり，一般的には重度に進行した症例の臼歯部に適用される．そして，その目的は骨形態の改善を意図することが多い．よって重度に進行した症例においては，骨外科よりもCALを増大させる再生療法を，症例を熟慮して選択することが多い．

歯周外科治療の適応症

上記のように，歯周基本治療後も管理が困難な部位に対してのみ歯周外科の適用を考慮する．

1. 患者レベル因子

Nymanらは[9]，プラークコントロールが不十分な患者に各種の歯周外科治療を行った結果，すべての歯周外科治療で術後アタッチメントロスが生じたと報告している．一方，Roslingら[10]は，さまざまな歯周外科治療を行うのと同時に，徹底的なプラークコントロールを行った結果，すべての歯周外科治療でアタッチメントゲインが得られたと報告している．よって，どのような歯周外科を選択しようが，治療の成功を得るにはプラークコントロールが不可欠である．

また，歯周組織再生療法に関するCortelliniらの論文[11]では，①治療に影響を与える全身疾患がないこと，②非喫煙者，③良好な口腔衛生状態（プラークスコア＜15％），④残存した歯肉の炎症は低レベルであること（BOP＜15％），⑤良好なコンプライアンス，⑥エンド病変がないこと（生活歯もしくは適切に根管治療がなされている歯）を研究参加のクライテリアにしている．このように多くの歯周組織再生療法を扱う研究が，患者の全身状態，口腔習癖，口腔衛生状態，モチベーションなどの患者レベルの因子で歯周組織再生療法を適用する患者を選択していることは，それらがいかに再生療法を成功に導くために重要であるかを示している．

2. 歯牙レベル因子

適切な患者レベルでの選択が行われたら，次に局所の評価，つまり当該歯牙レベルでの評価を行う．

（1）PPD

前述のLindheらの報告[4]から，外科処置は少なくとも，4mm以上のPPDをもつ部位に適用されるべきであり，根面の歯石除去に関するSRPとMWFを比べたCaffesseらの報告[12]によると，4mm以上のPPDを示す部位では，歯石の完全除去が得られる割合はMWFが有意に高いことが示された（図7）．

（2）垂直性骨欠損形態

歯周外科治療の利点は，骨面にアクセスすることができるため，骨の形態修正が可能なことである．それは，実際の治療において骨形態の修正が必要な骨欠損形態である垂直性骨欠損に有効に働くことを示唆している．

▼
プラークコントロールが不十分な患者に各種の歯周外科治療を行った結果，すべての歯周外科治療で術後アタッチメントロスが生じた（Nyman 1977）

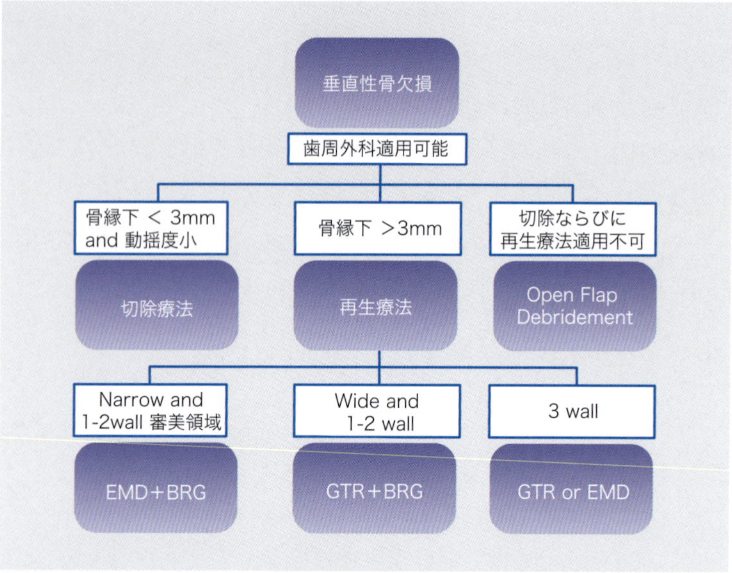

図8 垂直性骨欠損の欠損形態に応じた歯周外科治療のフローチャート
EMD：エムドゲイン，BRG：骨移植

	Closed	Open
Furcation	44%	68%

図9 根分岐部の歯石除去率（Fleischer 1989）
外科的アプローチが有効である

【欠損深さ】

Laurellら[13]は，GTR後に得られる骨欠損の改善やCAL増加と最も関係が深いのは，もともと存在した骨欠損の深さであったと報告しており，GTR法を適用すべき垂直性骨欠損の深さは4mm以上であると結論づけている．よって，それ以下の欠損深さの場合は，切除療法を検討する（図8）．

▼ GTR後に得られる骨欠損の改善やCAL増加と最も関係が深いのは，もともと存在した骨欠損の深さであった（Laurell 1998）

【骨壁数】

Prichard[14]は，3壁性の骨縁下欠損ではデブライドメントやSRPを行っただけで付着の回復が認められたが，1壁性骨欠損に同様の処置を行っても付着の回復は同様の頻度で認められなかったと報告している．このことから，再生療法の成否に骨壁数は多大な影響を与えることがわかる．再生の場の始まりとなり，再生部を保護する血餅の維持安定に有利な3壁性の骨欠損の場合は再生の成功率が高いが，2壁性，1壁性へと骨壁数が減少するに伴い，徐々にその成功率は低くなる．

【欠損角度】

Tsitoraら[15]は，X線写真上の垂直性骨欠損の角度をNarrow（22°）とWide（36°）で比較した場合，Narrowの骨欠損はWideよりも3mm以上のアタッチメントレベルの回復がより多く見込まれることを報告している．血餅の維持安定の点から垂直性骨欠損の角度は，広いよりも狭いほうが好ましい．しかしながら，欠損角度が狭くなるとデブライドメントがより困難になるため，術者の適切な器具操作が求められる．

▼ Narrowの骨欠損はWideよりも3mm以上のアタッチメントレベルの回復がより多く見込まれる（Tsitoura 2004）

（3）根分岐部病変

根分岐部はその形態の複雑さから，デブライドメントの確実性の点から外科処置がSRP単独よりも優位である[16]（図9）．また，その骨吸収の範囲や重篤度によって，歯根分割，歯根切除，歯周組織再生療法とさまざまな歯周外科が適用される[17]．

▼ 根分岐部はその形態の複雑さより，デブライドメントの確実性の点から外科処置がSRP単独よりも優位である（Fleischer 1989）

歯周外科治療の選択

上記の適応症の考察の結果，歯周外科が適応であると判断したら，そのケースに最適な歯周外科治療の方法を選択する．

1. Open flap debridement（Widman 改良法，MWF）

根面沈着物の除去に際し，病変への器具のアクセスを向上させる必要がある場合に適用させる．

2. 切除療法（resective therapy）

（1）骨外科

支持骨が十分にあり，垂直性骨欠損が浅い場合は，Ochsenbein[18] の報告にあるように，根分岐部の位置やルートトランクの長さを考慮して，削除や骨整形を行う．実施に際し，その後の歯肉退縮による審美的，機能的影響を考慮しなければならない．また隣接面部に行う場合は，隣在歯のアタッチメントロスを覚悟する必要がある．

（2）Distal wedge 法

最後臼歯遠心部にて，肥厚した結合組織によって歯周ポケットが形成されている場合には，Distal wedge 法にて軟組織切除を行う．その適用に際しては，あらかじめ同部の角化歯肉の存在を確認する必要がある．

3. 再生療法（regenerative therapy）

（1）GTR

GTR は優れた歯周組織再生療法であるが，骨欠損形態の差による臨床成績の低下や，非吸収性メンブレン使用による疼痛，感染，腫脹，歯肉壊死などの不快症状の発生の報告もなされている[19]．つまり，症例を選ばなければならないということである．しかしながら垂直性骨欠損が1, 2壁であったり，欠損角度がwideであったりと条件が悪い場合，すなわち骨欠損がnoncontained defectの場合には，GTR 法と各種の骨移植材との併用することにより臨床成績が向上することが報告されている[20]．

（2）EMD（Enamel matrix derivative，エムドゲイン®）

臨床的に扱いやすい歯周組織再生療法は，エムドゲイン®を用いた再生療法である．理由は，一般的にメンブレンの設置を必要としないため術自体が簡便であるからである．また，GTRと比べると歯肉退縮が少ないため前歯部での活用が有利であること，さらに術後疼痛が少ないことも報告されている[21]．欠点は，骨欠損形態により，その成功率が影響を受けることである．その対応として各種骨移植材との併用療法が適用されている[22]．

（3）rh-PDGF（GEM21S）

近年は，Growth factor として PDGF（血小板由来成長因子）を歯周組織再生療法に応用する方法が報告されている[23]．rh-PDGF 製剤である GEM21S は，日本ではいまだ

▼
EMD は，GTR と比べると歯肉退縮が少ないため前歯部での活用が有利で，術後疼痛も少ない
（Zucchelli 2002）

未承認の薬剤であるが，欧米では徐々にその良好な臨床成績が報告されてきている．臨床上の利点，欠点はエムドゲイン®とほぼ同じと考えられる．

ケースアセスメント（病因）と予後判定

Case 1 における治療上重要な因子，つまり予後に影響を与える因子（図9，10）のなかからその状態を考慮し予後判定基準に則り予後判定を行う．

まず，患者レベル因子をみてみると「良好なコンプライアンス」「全身的健康」と予後を良くする因子が揃っている反面，「プラークコントロール不良」「喫煙経験あり」「年齢の割に歯周病の進行度がきわめて高い」ことから，予後に関しては否定的にならざるを得ない．そのため初診時の口腔内全体の予後判定はPoorとなる．

患者レベル： **Poor**

歯牙レベル因子をみてみると，臼歯部においては，「生活歯である」「カリエス等の理由による補綴予定がないため，治療計画において与えられる重要性が低い」「X線写真上の骨欠損は少ない」と予後を良くする因子がある一方，「PPDが深い」「垂直性骨欠損が存在する」「根分岐部病変が存在する」と予後を悪くする因子も存在する．ゆえに予後判定はPoorとした．なお，6̄は極度の動揺のためHopelessとした．

臼歯部： **Poor** ，6̄： **Hopeless**

年齢	骨吸収量
全身疾患	
個々の歯の予後判定	**プロービングポケットデプス**
進行度	**骨欠損形態**
患者協力度	**根分岐部病変の有無／程度**
経済状態	動揺度
家族歴	歯冠 - 歯根比
歯科医師の知識／能力	根形態
口腔習癖／**嗜好**	
その他	

エンド病変	
カリエス	
歯牙の位置／咬合関係	
治療計画の中での重要度	
術者の知識と技術	
その他	

図9 予後判定に影響する患者レベルの因子　　**図10** 予後判定に影響する歯牙レベル因子（臼歯部）

Case 1 初診時

　30歳代，女性．他院にて歯周治療を行っていたが，治療終了後もしばしば臼歯部の歯肉の腫れ，自発痛を感じたことから，当院に来院した．

　視診では，臼歯部の辺縁歯肉に強い腫脹と発赤が認められた（**1-1〜1-5**）．歯周組織検査では，PlI：90％，BOP：96％，全顎的に深い歯周ポケット，根分岐部病変，6⏋6 は3度の動揺が認められた．またX線写真では，⎿4 ，⎿6 に垂直性骨欠損が認められた（**1-6，1-7**）．診査の結果，広汎型重度侵襲性歯周炎と診断した．

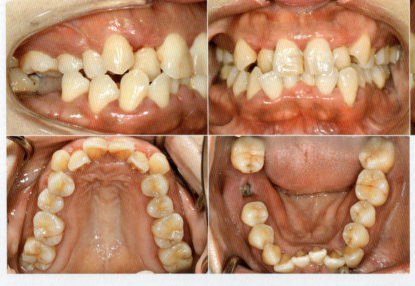

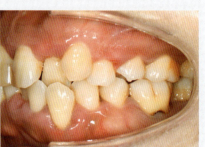

1-1〜1-5 初診時の口腔内．全体的に歯肉に炎症性の腫脹が認められ，特に叢生部において顕著である．喫煙歴(19〜39歳:15本/日)があるが，現在は禁煙中

1-6 初診時のX線写真．⎿4 ，⎿6 に垂直性骨欠損が認められる

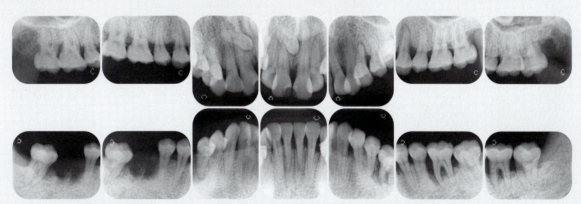

1-7 初診時の歯周組織検査．プラークコントロールは不良で，全顎的に深い歯周ポケットが認められる

Case 1　治療経過と結果①

　歯周基本治療として，まず担当歯科衛生士による徹底的な TBI が行われた．そして，全顎に SRP を行ったが，垂直性骨欠損が存在するため SRP は困難をきわめた．その後の再評価の結果，PPD ならびに BOP の大幅な改善が認められ，特に前歯部は歯周組織の維持管理が可能なレベルまで到達した．一方，臼歯部は歯周基本治療後も広範囲にわたって垂直性骨欠損が存在するためか，深い PPD が全体的に認められた（1-8〜1-13）．この時点で，プラークコントロールの向上ならびに歯周基本治療への反応の良さから，患者レベルでの予後判定は Guarded となった．そのため，臼歯部に残存した深い歯周ポケットの改善を目的に歯周組織再生療法が行われた．

　フラップを開いて徹底的にデブライドメントを行い，垂直性骨欠損部には骨移植材とエムドゲインを満たし，歯肉弁を縫合固定した．このような一連の処置を上下顎両側臼歯部に行った（1-14〜1-22）．そして，6│6 にはインプラントを埋入した（1-23〜1-30）．最後の外科処置から半年後に再評価を行い，大幅な PPD，BOP，動揺度の改善が認められたため，補綴治療そして SPT へと移行した（1-31〜1-37）．

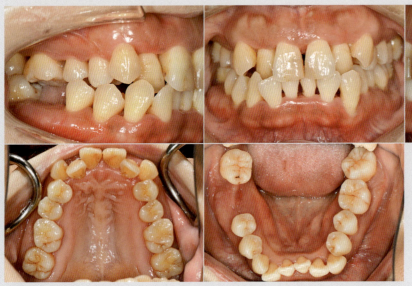

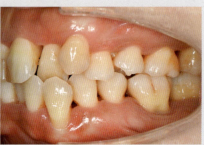

1-8〜1-12　SRP 後の口腔内．表面上の炎症が消失したが，それに伴い歯間乳頭の喪失が確認される．また│36 は歯肉退縮が顕著である

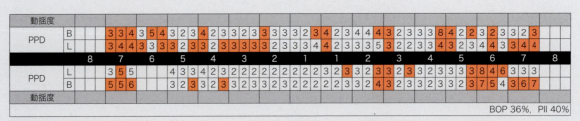

1-13　SRP 後の歯周組織検査．PlI，BOP はともに大きく改善したが，臼歯部には深い PPD が残存した

歯周外科治療

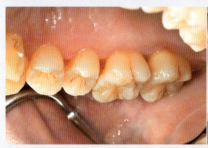
1-14 上顎右側の再生療法の術前

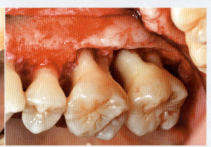
1-15 フラップを開けると，歯根周囲の歯槽骨が大きく吸収していた

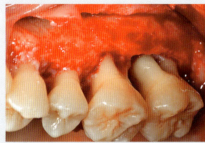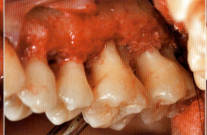
1-16, 1-17 骨外科による骨形態の修正，根分岐部ならびに垂直性骨欠損部への再生療法を行った

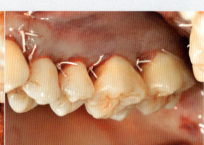
1-18 縫合後

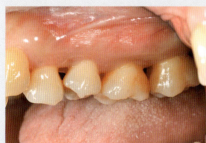
1-19 上顎左側の再生療法の術前

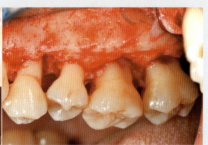
1-20 切開後，全層弁にて剝離翻転

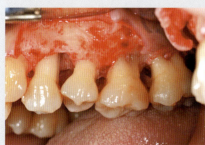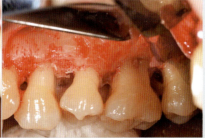
1-21, 1-22 ⌊4 遠心部の垂直性骨欠損については歯周組織再生療法を行い，⌊6 7 は骨縁下欠損が3mmに満たないため骨外科を行った

Case 1　治療経過と結果②

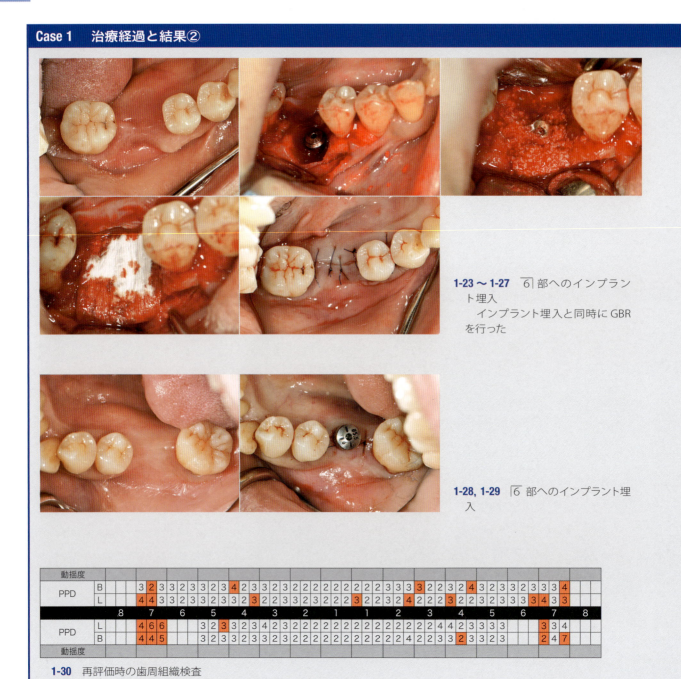

1-23〜1-27　6̄|部へのインプラント埋入
　　　　　インプラント埋入と同時にGBRを行った

1-28, 1-29　|6̄ 部へのインプラント埋入

1-30　再評価時の歯周組織検査

まとめ

　重度に進行した歯周炎を治療するとき，臨床家としてまず考えるべきことは，これ以上の歯周炎の進行をいかに止めるべきかであり，すでに失われたアタッチメントをどのように，またどれぐらい回復できるかということである．

　歯周炎の進行を止めるには，その直接的病因である細菌性プラークの除去が必須であり，歯周外科による徹底的な根面デブライドメント，ポケット除去が必要な場合もあ

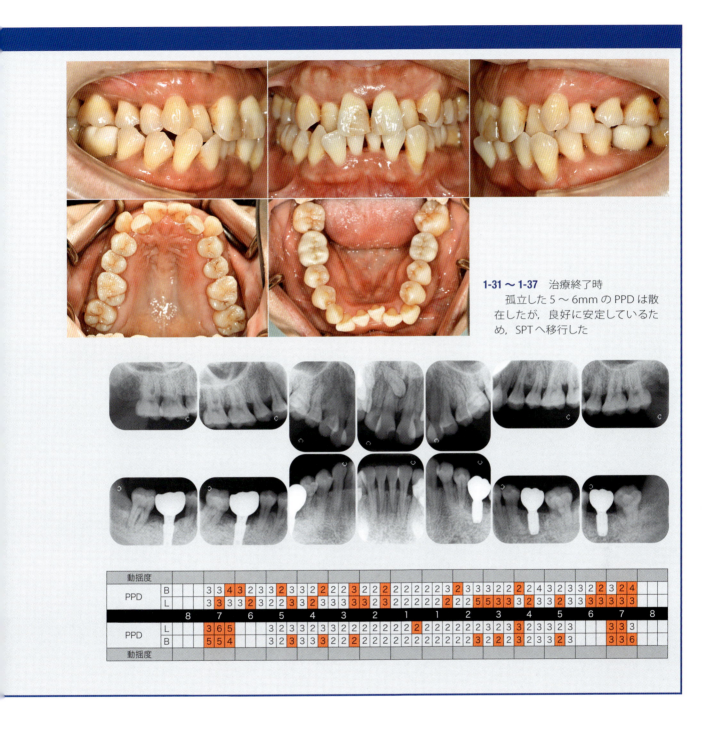

1-31～1-37　治療終了時
孤立した5～6mmのPPDは散在したが，良好に安定しているため，SPTへ移行した

る．また，アタッチメントの回復が最も大きい治療法は歯周組織再生療法であり，歯の保存に貢献した役割はきわめて大きい．しかしながら，歯周外科は同時に好ましくない結果をもたらすこともある．術後すぐに生じる腫脹や疼痛，さらには歯肉退縮，知覚過敏，動揺の増加などの問題である．よって，その適用は得られる利益が予定される不利益を超える場合にのみ限定されるべきである．臨床家として重要なことは，歯周外科を行う前に行うプラークコントロールの徹底や熟達したSRPの技術習得であり，適切な症例に適切な歯周外科処置を計画する診断力であると考えられる．

Case 2　参考症例：歯周基本治療のみで対応した症例

　30歳代，女性．歯肉の違和感を訴えて来院した．歯肉外観は一見良好そうであるが，臼歯部歯間乳頭部は青味がかった赤色を呈している．またX線写真上には，臼歯部を中心に中程度の水平性骨欠損が認められる．歯周組織検査では，PlI：54％，BOP：56％，全顎的に深いPPDが認められた（2-1〜2-5）．
　治療はTBI，特に臼歯部隣接面の清掃指導から始まり，SRP，第三大臼歯の抜歯までの一連の歯周基本治療を行った．再評価時には，PlI，BOPとも大きく改善し，表面上の炎症の消退したが，それに伴い臼歯部歯間乳頭の消失が生じた（2-6〜2-9）．また臼歯部に4〜5mmのPPDが残ったものの，下記の理由からSPTへ移行した．その後，3カ月ごとのSPTを継続しており，歯周組織も安定している（2-10〜2-14）．
　このように骨欠損形態が水平性で，歯肉性状が線維性でない場合は，SRPでも良好な結果が得られる．

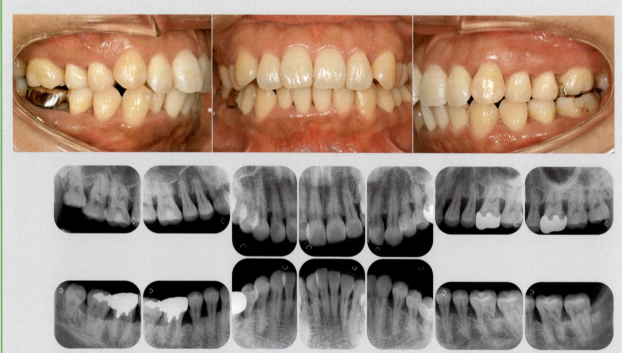

2-1〜2-4　初診時の口腔内とX線写真．歯肉外観は極めて良好であるが，臼歯部の歯間乳頭に色調変化が認められる．また，丸みを帯びた歯肉辺縁形態が確認される．X線写真では水平性骨欠損が認められる

2-5　初診時の歯周組織検査

歯周外科治療

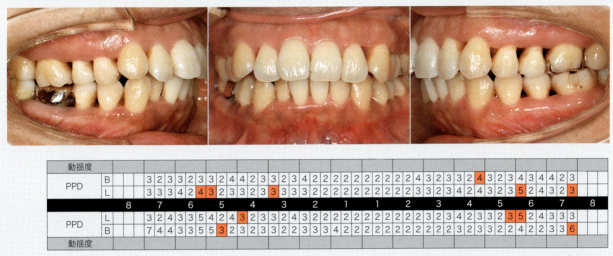

2-6 〜 2-9　再評価時の口腔内と歯周組織検査．PlI，BOP ともに大幅に改善し炎症は消失したが，歯間乳頭も消失している

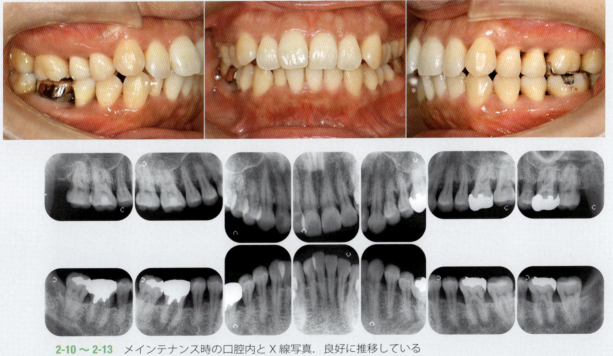

2-10 〜 2-13　メインテナンス時の口腔内と X 線写真．良好に推移している

2-14　メインテナンス時の歯周組織検査．孤立した 5 〜 6mm の PPD が認められるが，良好に推移している

Chapter II 歯周病に対する処置法を考える

3 歯周病患者へのインプラント治療
―歯周病患者へのインプラント治療は予後が見込めるか？―

予後に関する文献的考察

　歯周病患者に対するインプラント治療は，健常者に行った場合と比べて同じぐらい成功するのかは，以前より関心がもたれているトピックの一つである．そのため，インプラントは天然歯より歯周病，つまりインプラント周囲炎に罹患しやすいため徹底したメインテナンスが必要であるという意見や，侵襲性歯周炎患者にはインプラントを使用すべきではないといった意見など，さまざまなものを耳にする．

　それでは，実際に歯周病に罹患した患者に行われたインプラント治療の成績を調べてみると，多くの論文で良好な残存率（survival rate）が報告されている．たとえば，Baelumら[1]は，歯周病に罹患し，外科治療を含む歯周治療を行った患者に埋入されたインプラントの残存率は，二回法インプラントの場合，5年後で97％，10年後でも97％を維持していたと報告している．

　またKaroussisら[2]は，インプラント治療を受けた患者を慢性歯周炎の既往のあるグループと既往のないグループとに分けて調べた結果，10年後の残存率に関しては歯周炎患者は90.5％，その他の患者は96.5％であったと報告している．この数字をみると，歯周炎患者は成績が若干落ちるが，臨床的には許容できる範囲なのではないかと捉えることができる．

　しかし，見方をインプラントが喪失したか否か（残存率）ではなく，インプラント周囲炎の徴候があるか否かに変えると，違った見解が現れてくる（図1）．前述のKaroussisらの論文では，インプラント周囲炎の発症率に関しては，歯周炎のグループが28.6％であったのに比べ，その他のグループでは5.8％と歯周病のグループが有意に高いことを報告している．また，インプラント成功のクライテリアとして10年後にPPDが5mm以下，BOP（－），年平均骨喪失量0.2mm未満と設定した場合，その成功率（success rate）は歯周炎グループが52.4％，その他のグループが79.1％と歯周炎グループの成績が悪いことが理解できる（図2）．

　さらに，より予後が不良の可能性が高い広汎型侵襲性歯周炎患者のインプラント治療の成績をみると，Mengelら[3]は，10年後の残存率では広汎型侵襲性歯周炎グループが83.3％であったのに対して歯周病的に健康なグループは100％で，アタッチメントレベルは歯周病的に健康なグループの残存歯ならびにインプラント，そして広汎型侵襲性歯周炎グループの残存歯が安定していたのに比べて，広汎型侵襲性歯周炎グループのインプラントでは高いアタッチメントロス（平均2.4mm）が観察されたと報告している．またSwierkotら[4]によると，3～16年間の観察期間でインプラント生存率を比

▼
インプラント周囲炎の発症率に関しては，歯周炎のグループが28.6％であったのに比べ，その他のグループでは5.8％と歯周病のグループが有意に高い（Karoussis 2003）

残存率 (SURVIVAL RATE)
インプラント周囲の疾患の有無にかかわらず，そのインプラントが存在するかどうかの割合

成功率 (SUCCESS RATE)
周囲組織の変化がある一定範囲内までに抑えられているインプラントの割合

図1　残存率と成功率の違い

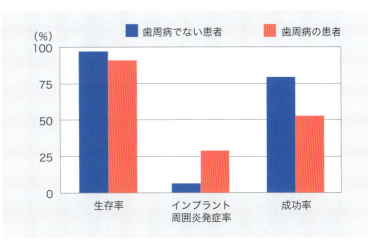

図2　歯周病患者と歯周病でない患者に行ったインプラント治療の比較（Karoussis 2003[2]）
　インプラント周囲炎発症率と成功率（年平均骨喪失量＜0.2mm，PPD≦5mm，BoP(-)）では差が認められる

図3　メインテナンス中にインプラント周囲組織への消炎治療行為を行った割合（Roccuzzo 2012[5]）
　歯周病の重篤度とその後の問題発生に相関関係が見られる

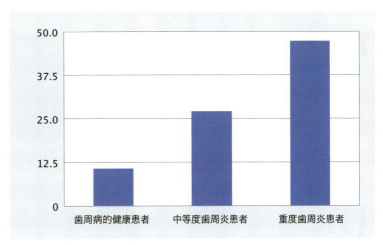

▼
広汎型侵襲性歯周炎患者ではインプラント周囲粘膜炎になるリスクが3倍高く，インプラント周囲炎になるリスクは14倍高い（Swierkot 2012）

▼
歯周病的に健全な患者，中等度歯周炎患者，重度歯周炎患者に行われたインプラント治療の経過を10年間観察した結果，何かしらの問題によりインプラント周囲に抗菌療法や外科的治療が行われたケースはそれぞれ10.7％，27％，47.2％存在した（Roccuzzo 2012）

べると広汎型侵襲性歯周炎グループでは96％で，その他のグループでは100％であったが，成功率では33％に対して50％であり，広汎型侵襲性歯周炎グループはその他のグループに対してインプラント周囲粘膜炎になるリスクが3倍高く，インプラント周囲炎になるリスクは14倍高いと報告した．

またRoccuzzoら[5]は，歯周病的に健全な患者，中等度歯周炎患者，そして重度歯周炎患者に行われたインプラント治療の経過を10年間観察した結果，何かしらの問題によりインプラント周囲に抗菌療法もしくは外科的治療が行われたケースはそれぞれ10.7％，27％，47.2％存在したと報告している（図3）．

以上により，歯周病患者のインプラント治療は，臨床的に十分適用が可能であると判断できるが，健常者へのインプラント治療と比べてリスクが高いことを念頭にいれる必要があり，歯周炎としての重篤度，難治性を考慮してそれに応じた十分な管理が必要であることが理解できる．

Case 1 初診時

20歳代，女性．前医による定期的なメインテナンスにも関わらず，度重なる歯肉腫脹と自発痛を訴えて当院に来院した．

口腔内には，広範囲に歯肉腫脹が認められ，動揺の緩和のため多数歯に暫間固定がなされていた．X線写真による診査では，ほとんどの歯に重度の水平性骨欠損が認められた．また歯周組織検査では，ほぼ全歯に深いPPDならびにBOP，そして動揺が認められた．

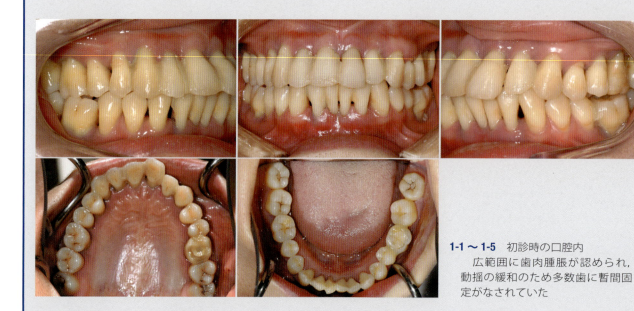

1-1～1-5 初診時の口腔内
広範囲に歯肉腫脹が認められ，動揺の緩和のため多数歯に暫間固定がなされていた

ケースアセスメント（病因）と予後判定

それでは，歯周病患者へのインプラント治療について症例を通して解説する．**Case1**において，治療上重要な因子，つまり予後に影響を与える因子（図4，5）のなかからその状態を考慮し，予後判定基準に則り予後判定を行う．

まず，患者レベル因子をみてみると，「非喫煙者」「良好なコンプライアンス」「全身的健康」「経済的制限がない」と予後を良くする因子が揃っている反面，年齢の割に前歯から臼歯部まで広範囲に歯周病の進行度がきわめて高いため，仮に活動性を抑えてもすでに大半のアタッチメントを喪失していることから，予後に関しては否定的にならざるを得ない．そのため口腔内全体の予後判定はPoorとなる．

患者レベル： **Poor**

診査の結果，広汎型重度侵襲性歯周炎と診断した．患者は長期的に良好な予後を見込める抜本的な解決を望んでいた．

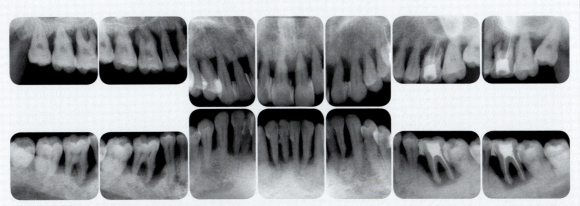

1-6 初診時のX線写真．全顎にわたって重度の水平性骨欠損が認められた

1-7 初診時の歯周組織検査

| 年齢 |
| 全身疾患 |
| 個々の歯の予後判定 |
| **進行度** |
| 患者協力度 |
| 経済状態 |
| 家族歴 |
| 歯科医師の知識／能力 |
| 口腔習癖／嗜好 |
| その他 |

骨吸収量	エンド病変
プロービングポケットデプス	カリエス
骨欠損形態	歯牙の位置／咬合関係
根分岐部病変の有無／程度	治療計画の中での重要度
動揺度	術者の知識と技術
歯冠 - 歯根比	その他
根形態	

図4 予後判定に影響する患者レベルの因子　　図5 予後判定に影響する歯牙レベルの因子（下顎犬歯，小臼歯）

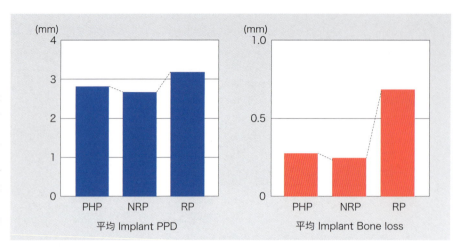

図6 歯周治療後に歯周ポケットが残存しているグループと残存しないグループとの比較（Cho-Yan 2012[10]）

もともと歯周病に罹患していないグループ（PHP）と治療によってポケットが消失したグループ（NRP）は，ポケットが残存したグループ（RP）よりも，インプラント周囲のPPD，Bone loss が同じぐらい少ない

　比較的進行度が低い下顎犬歯，小臼歯の歯牙レベル因子をみると，「生活歯である」「単根歯である」「カリエス等の理由による補綴予定がない」「治療計画の中で与えられる重要性が低い」と予後を良くする因子がある一方，年齢を考慮した場合，「骨吸収量が大」「歯冠‐歯根比が悪い」と予後を悪くする因子も存在する．ゆえに同部の予後判定はPoor とした．他の残存歯に関しては，極度のアタッチメントロスのため，Hopeless とした．

下顎犬歯・小臼歯：**Poor** ，他の残存歯：**Hopeless**

治療上の注意点

1．全身管理ならびに残存歯の歯周管理

（1）喫煙と口腔衛生状態

　Heitz-Mayfield[6]によるインプラント周囲病変に関するレビュー論文では，不良な口腔衛生状態，歯周病の既往，そして喫煙歴がインプラント周囲炎のリスクインディケーターになることを報告している．このことから，術前からの口腔衛生指導，禁煙指導の重要性を理解しなければならない．

▼
不良な口腔衛生状態，歯周病の既往，喫煙歴がインプラント周囲炎のリスクインディケーターになる（Heitz-Mayfield 2008）

（2）歯周治療の質

　Shibli ら[7]の報告によると，インプラント周囲粘膜の細菌叢は健常時と周囲炎時では大きく変化し，周囲炎時には*P.gingivalis*, *T.denticola* の検出率が高く，いわゆる天然歯が歯周炎に罹患したときに現すRed complex の細菌群の上昇と同じ状況が確認されていることから，天然歯とインプラント周囲の細菌叢はほぼ同様な病態変化を現すと考えてよい．またQuirynen ら[8]の報告によると，アバットメント装着後2週間以内に残存天然歯表面と同じ種類の菌種が検出されることから，残存天然歯からインプラント表面へ感染すると考えることができる．

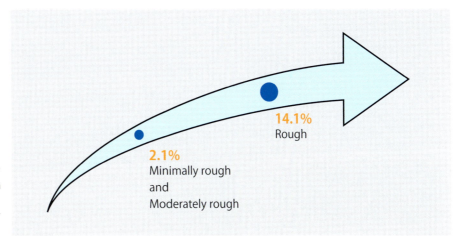

図7 表面性状によるインプラント喪失率の変化（Quirynen 2007[11]）
TPSやHAコーティングインプラントは喪失率が高い

▼
動的歯周治療完了時に5mm以上のPPDが存在する場合，その後のインプラント周囲炎の発症率が高い（Pjetursson 2012）

▼
メインテナンス中に5mm以上のPPDをもつ残存歯が存在する場合，インプラント周囲のPPDならびに骨喪失が増加する（Cho-Yan 2012）

また臨床的にも，Pjeturssonら[9]は，動的歯周治療完了時に5mm以上のPPDが存在する場合，その後のインプラント周囲炎の発症率が高いことから，インプラント周囲炎のリスクは，歯周炎の既往の有無ではなく，歯周治療の質によって影響を受けると報告している．そしてCho-Yanら[10]は，メインテナンス中に5mm以上のPPDをもつ残存歯が存在する場合，インプラント周囲のPPDならびに骨喪失が増加することを報告し，インプラント周囲炎を防止するために重要なことは，歯周病の既往ではなく，残存歯の適切な歯周治療とそのメインテナンスであると報告している（図6）．

以上のことから，インプラント手術前までの歯周病の治癒，管理状態がその後のインプラント周囲炎を防ぐために重要なことがわかる．

2．治療計画

（1）インプラントの選択

使用するインプラントの選択に関しては，Renvertら[11]は，インプラント周囲炎の発症にインプラント表面性状の差は大きな影響を与えないと報告している．しかしQuirynenら[11]の報告によると，使用するインプラントの表面性状をminimally rough（機械研磨），moderately rough（酸処理，サンドブラスト処理），rough（チタンプラズマスプレー処理，HAコーティング）に分けて，インプラント喪失率を比べると，minimally，moderately roughが2.1%であったのに対し，roughは14.1%と有意に高く，表面性状の差が歯周炎患者のインプラント成功率を左右することが示唆された（図7）．よって，市販されているなかでは，moderately roughに属する表面性状をもったインプラントの使用が歯周病患者には望ましい．

（2）GBR

De Boeverら[12]は，広汎型歯周炎患者の骨造成後に埋入されたインプラントは，アタッチメントロスならびにボーンロスの量が若干多いことを報告をしている．このことは，可能であれば，その後の管理の点ならびにGBR治療の失敗によるインプラント表

Case 1　歯周基本治療

抜歯後の軟組織治癒を向上させるため，残存歯に対してブラッシング指導，スケーリングを行った．その後，診査診断の結果を患者に伝え，患者の意向を確認したところ，予知性の高い治療を希望したため，改めて Hopeless 歯の抜歯，そしてインプラントによる修復計画を画策した．

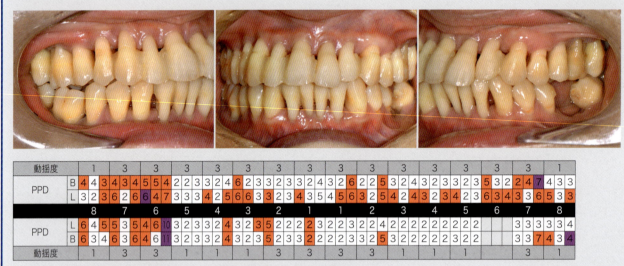

1-8〜1-11　歯周基本治療後の口腔内と歯周組織検査（■は排膿）
一連の歯周基本治療後，歯肉表面上の炎症の消退とともに，PPD や BOP の改善が認められる．しかしながら，その結果として広範囲にわたり歯肉退縮が生じている．また，いまだ随所に BOP を伴う深い歯周ポケット，過度の動揺が存在している．
　以上の結果により，大きなアタッチメントロスのある歯，歯周基本治療に良好な反応を示さなかった歯の予後に関して，患者と数回のコンサルテーションを行った

面の露出のリスクを考慮にいれ，大きな GBR は避けることが望ましいかもしれない．

（3）角化歯肉の必要性

インプラント周囲の角化歯肉の必要性に関して，Schrott ら[13]は，口腔衛生状態が良く，定期的なメインテナンスを行っている患者のインプラント周囲の角化歯肉がない（角化歯肉幅が 2mm 以下）場合，インプラント周囲粘膜の舌側のプラーク付着と出血，頬側軟組織の退縮が生じやすいが，頬側軟組織のプラーク付着と出血に関しては角化歯肉の有無と相関関係がなかったことを報告している．このことは，プラークコントロールが容易な頬側面は角化歯肉がなくても周囲粘膜の管理がしやすいが，その結果として退縮を起こしやすく，プラークコントロールが難しい舌側には角化歯肉が必要であるとも考えられる．

一方，Wennström ら[14]によるレビュー論文では，角化歯肉がある場合とない場合では，後者のほうがブリーディングスコアは高いが，PPD や歯肉退縮については，長期間の観察では両者に差がないことを報告している．そして，骨レベルの変化とインプラント喪失に関しては，角化歯肉の存在による効果は見いだすことができなかったと報

▼
骨レベルの変化とインプラント喪失に関しては，角化歯肉の存在による効果は見いだすことができなかった（Wennström 2012）

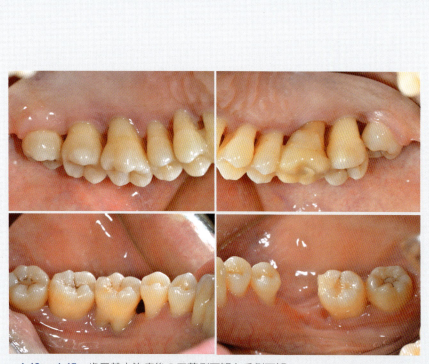

1-12～1-15　歯周基本治療後の口蓋側面観と舌側面観

告している．

　以上のことから，インプラント周囲に角化歯肉は必ずしも必要ではなく，それよりも高いレベルでの口腔衛生維持が重要であるといえる．しかしながら，良好かつ容易な口腔衛生状態の維持獲得という点からは，存在したほうがよいともいえる．

3. 術後管理

　Roccuzzoら[15]は，歯周炎の既往のある患者は，インプラントの生存率が低く，インプラント周囲に骨吸収を生じる部位が多いこと，さらにSPTが持続しない場合はより高い率でインプラントの失敗が生じると報告している．また，前述のmoderately roughの表面性状をもったインプラントを使用した場合，厳格な歯周管理のもとでは予知性の高い長期的に良好な結果が得られたが，SPTが定期的に行われていない場合は経過観察中に外科的もしくは抗菌的治療を受ける割合が高かったと報告している[16]．

　よって，インプラントの長期的な予後を確立するためには，厳格な術後管理が非常に重要である．

▼
厳格な歯周管理のもとでは予知性の高い長期的に良好な結果が得られたが，SPTが定期的に行われていない場合は経過観察中に外科的もしくは抗菌的治療を受ける割合が高かった（Roccuzzo 2010）

Case 1 インプラント埋入

多数歯の抜歯による咀嚼機能不全を防ぐため，咬合支持を行っている臼歯部を残存させることにした．まず 6|6 の抜歯，そしてインプラント埋入を行い，暫間補綴物を装着した（1-16 〜 1-19）．その後，上顎前歯，小臼歯，下顎前歯を抜歯し，暫間補綴物（上顎は可撤性床義歯，下顎は固定性）を装着した（1-20 〜 1-33）．そして，同暫間補綴物による咬合支持が確認できたため，上顎臼歯の抜歯，サイナスリ

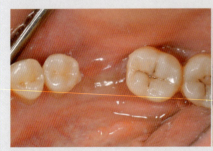
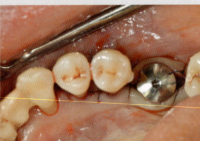

1-16, 1-17 6| 部のインプラント埋入
臼歯部での咬合確保の準備のため，Hopeless の歯を抜歯後，インプラントを埋入

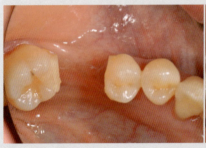
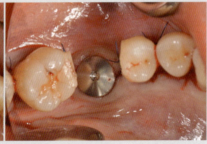

1-18, 1-19 |6 部のインプラント埋入
左側についても右側と同様に，抜歯してインプラントを埋入した

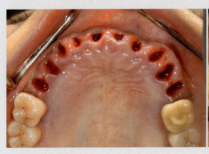
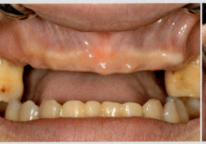

1-20 上顎前歯，小臼歯の抜歯
上顎大臼歯を残存させ，前歯，小臼歯を抜歯

1-21, 1-22 上顎前歯，小臼歯へのインプラント埋入の術前
抜歯後，上顎には可撤性床義歯による暫間義歯を装着．上顎大臼歯部は定期的なメインテナンスにて歯周組織の維持に努めた

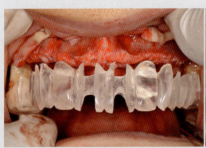
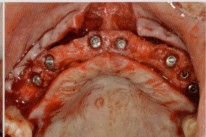
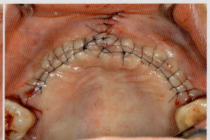

1-23 〜 1-25 上顎前歯，小臼歯へのインプラント埋入

歯周病患者へのインプラント治療

フト，インプラント埋入，暫間補綴と治療を進めた（1-34，1-35）．十分な観察期間の後でも埋入したインプラント周囲にインプラント周囲炎の徴候がないことが確認できたため，最終補綴に移行した（1-36 〜 1-42）．

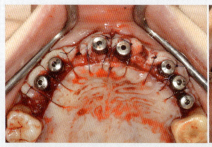
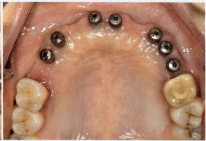

1-26 二次オペ
　二次オペは歯肉弁根尖側移動術とともに行われた．その結果，インプラント周囲には清掃性の向上に寄与する十分な角化歯肉が形成された

1-27 印象採得時

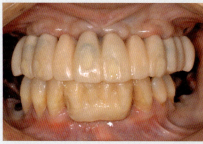
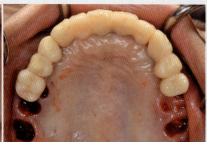
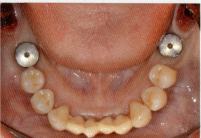

1-28 〜 1-30 上下顎前歯および小臼歯に暫間補綴物を装着
　インプラントを支台とした固定性暫間補綴物を装着し，その後に残存大臼歯を抜歯

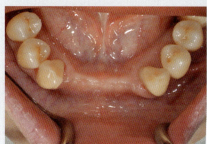
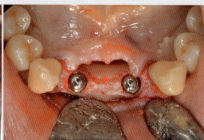
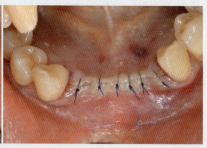

1-31 〜 1-33 下顎前歯部へのインプラント埋入
　下顎犬歯は，アタッチメントロスがあり，動揺も伴うことから，ブリッジの支台にする危険性を考慮し，下顎前歯についてもインプラントを用いた欠損補綴を計画した

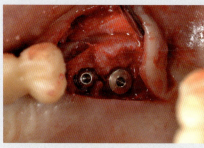
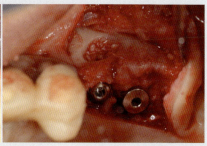

1-34，1-35 上顎臼歯部のサイナスリフトおよびインプラント埋入
　上顎大臼歯の抜歯窩が治癒した後，サイナスリフトとインプラント埋入を行った

Case 1　最終補綴

動揺度																		
PPD	B																	
	L																	
		8	7	6	5	4	3	2	1	1	2	3	4	5	6	7	8
PPD	L				2	2	2	2	2	3	3	2	2		2	2	2	2	2	2	2	2	2	
	B				2	2	2	2	2	3	2	2	2		2	2	2	2	2	2	2	2	2	
動揺度																		

1-36 最終補綴装着前の残存歯の歯周組織検査

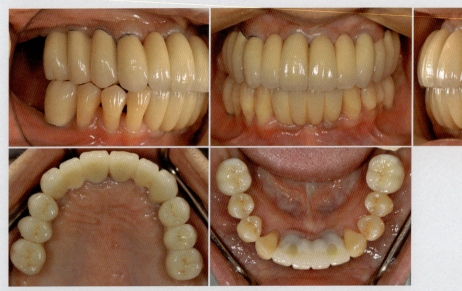

1-37～1-41 最終補綴物装着時

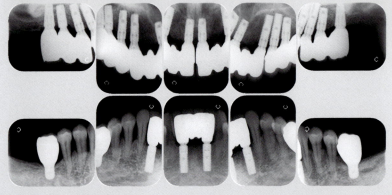

1-42 同，X線写真

　1年の固定性暫間補綴物による観察期間を経て，最終補綴物を装着．暫間補綴期間から，患者は3カ月ごとのメインテナンスを受けている．その度に患者には，より厳重な歯周組織管理が必要であることを伝え，インプラント周囲粘膜のみならず，残存歯歯周組織の変化を常に観察している．また，最終補綴物装着後は補綴物保護のために夜間のナイトガード装着を指導している

まとめ

　歯周病患者へのインプラント治療については，慎重に行わなければならないことは数々の臨床研究の結果からも明らかである．しかしながら，インプラント治療が必要な患者は，歯周病患者であることも明白な事実である．なぜならば，残存歯もアタッチメントロスが進行していることが多く，補綴処置を考えた場合，そのような予後が不良な歯に負担をかける補綴様式はそぐわないからである．また，抜歯時に顎堤の大半を失っているため，可撤性床義歯の安定性が得られないことも多い．このような事実を踏まえ，残存歯への十分な歯周治療を行い，適切なインプラント治療を行うことは，残存歯の保存だけでなく，口腔機能全体の保全に大きく寄与するものと考えられる．

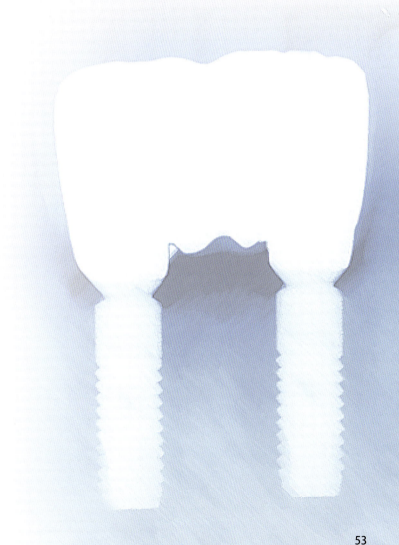

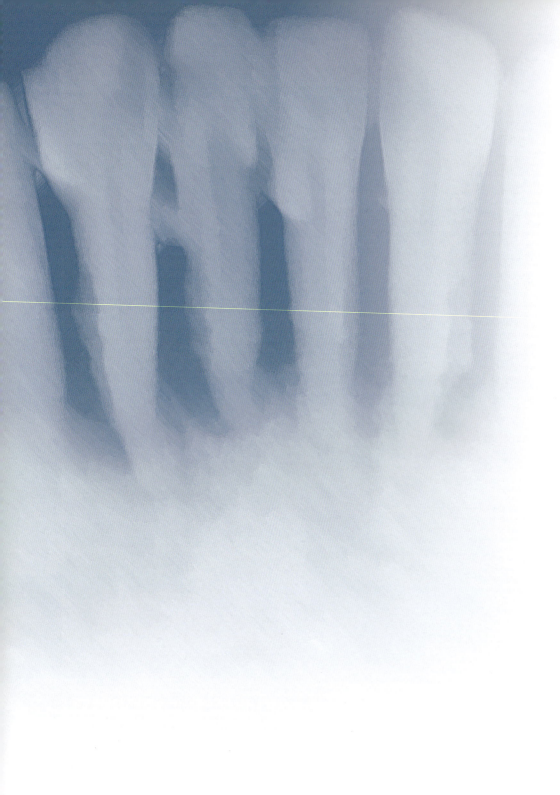

Chapter III 個別の病態に対する処置法を考える

ChapterIII 個別の病態に対する処置法を考える

1 根分岐部病変
― **長期維持管理は可能なのか？** ―

根分岐部病変に対する基本的な考え方

　根分岐部は一般的に歯周病の好発部位であり，その理由として根分岐部陵，歯根内面の凹面，エナメル滴，副根管といった解剖学的な特徴があげられる．

　根分岐部病変を伴う慢性歯周炎の予後に関する報告をみると，根分岐部を伴う歯は，根分岐部を伴わない場合と比べて，有意にアタッチメントロスを引き起こすことが報告されている[1]．また，根分岐部病変の進行度に伴い，その歯の生存率が低下することも報告されている[2]．このことから，根分岐部病変の存在は，歯周病の管理を著しく困難にすることが理解される．

▼ 根分岐部病変の存在は，歯周病の管理を著しく困難にする

　また，その解剖学的特徴は同部の治療成功率にも影響を与えることが報告されている．Santosら[3]は，抜歯された大臼歯を調べた結果，その90％は根分岐部開口部の幅が0.6mmに満たず，市販されているキュレットの75％はブレードの先端が0.6mm以上であることから，適切な使用効果が得られない可能性が高いことを示唆している．また，Fleisherら[4]は，根分岐部病変を伴う抜去予定歯にSRPを行い，その後に抜歯して歯面から歯石が完全に除去できているかを調べた結果，熟練の術者がフラップを開けて行ったとしても，歯石が除去できていたのは68％しかなかったと報告している．

　しかしながら，根分岐部病変を伴った重度歯周病罹患歯の長期間にわたる治療結果を，動的歯周治療後のメインテナンスの結果が悪かったグループ（extreme downhill, downhill group）とメインテナンスの結果の良かったグループ（well-maintaind group）とで比較すると，生存率において大きな開きがあったことが報告されている[5]（図1）．つまり，プラークコントロールが困難な根分岐部に生じた歯周病においても，患者によってはメインテンスだけでも良好に維持管理することができ，必ずしも根分岐部の完全閉鎖を得られなければ予後が不良となるわけではない．

▼ 必ずしも根分岐部の完全閉鎖を得られなければ予後が不良となるわけではない

extreme downhill group	84.4%
downhill group	69.9%
well-maintained group	19.3%

図1 根分岐部病変を伴う歯の喪失率（Huynh-Ba 2009[5]）
　歯周治療に対する反応がよいグループは，根分岐部病変が存在しても約80％が良好に長期維持ができる割合が高い

Case 1　初診時

　患者は 48 歳，女性．7」の動揺と軽度の咬合痛を主訴に来院．前医より早期の抜歯を勧められたが，本人は保存を希望していた．問診の結果，過去，現在ともに主訴との関連性が疑われる全身病歴はなく，喫煙歴もなかった．デンタルＸ線写真では，7」遠心部に垂直性骨欠損を疑わせる若干のＸ線透過像が認められた．同部の歯周組織検査の結果，頰側中央部に 10mm，遠心部に 10mm，舌側中央部に 4mm，遠心部に 10mm のプロービングポケットデプス（以下，PPD）が認められ，動揺度は 2⁺度，根分岐部病変は頰側にてⅡ度であった．歯髄生活診断の結果は＋であった．

　診査結果より，7」にⅡ度の根分岐部病変を伴う慢性限局性重度歯周炎と診断した（1-1 〜 1-8）．

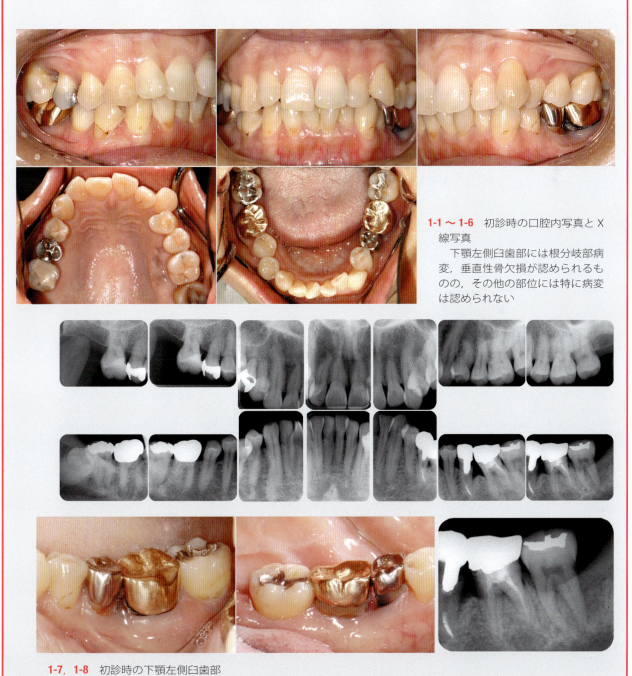

1-1 〜 1-6　初診時の口腔内写真とＸ線写真
　下顎左側臼歯部には根分岐部病変，垂直性骨欠損が認められるものの，その他の部位には特に病変は認められない

1-7，1-8　初診時の下顎左側臼歯部

年齢	
全身疾患	
個々の歯の予後判定	
進行度	
患者協力度	
経済状態	
家族歴	
歯科医師の知識／能力	
口腔習癖／嗜好	
その他	

図2 予後判定に影響する患者レベルの因子

骨吸収量	エンド病変
プロービングポケットデプス	カリエス
骨欠損形態	歯牙の位置／咬合関係
根分岐部病変の有無／程度	治療計画の中での重要度
動揺度	術者の知識と技術
歯冠-歯根比	その他
根形態	

※赤色の項目は予後に悪影響を及ぼす因子

図3 予後判定に影響する歯牙レベルの因子

以上より，軽度の根分岐部病変を伴う歯周炎については，SPTにより経過観察を行いながら対応することができるが，明らかに進行性の歯周病でⅡ度以上の根分岐部病変を伴う歯周炎罹患歯については，確定的治療としての積極的治療介入が必要であると考えられる．

ケースアセスメントと予後判定から処置方針を考える

Case1 における治療上の重要な因子，つまり予後に影響を与える因子（**図2，3**）[2]を考慮し，判定基準に則って予後判定を行うと以下となる．

まず患者レベル因子は，「プラークコントロール良好」「非喫煙者」「良好なコンプライアンス」「他部位の歯周病進行度は低い」「不良習癖がない」「全身的健康」「経済的限度がない」ときわめて良好である．そのため，口腔内全体の予後判定はGoodとなる．

患者レベル： **Good**

一方，|7 の歯牙レベル因子は，「生活歯である」「歯根離開度が大」と予後が見込める因子がある一方，年齢を考慮した場合に「骨吸収量が大」「動揺度が大」と予後を悪くする因子も存在する．ゆえに|7 の予後判定はPoorもしくはHopelessとした．

|7： **Poor** or **Hopeless**

根分岐部病変に対する各治療法の生存率に関するシステマティックレビュー[6]では，さまざまな治療法に対する治療結果が示されており，さらに各治療法の結果についてはバラツキがあることがわかる（**図4**）．すべての治療法において言えることであるが，どのような症例に対しても有効という方法はなく，個々の症例に適した治療法を選択しなければならないということである．また，単に歯周病の進行だけではなく，歯根破折，エンド病変等の他の疾患との合併症によっても生存率は影響を受けることを意味し

▼ 各治療法の結果はバラツキがあることから，個々の症例に適した治療法を選択しなければならない

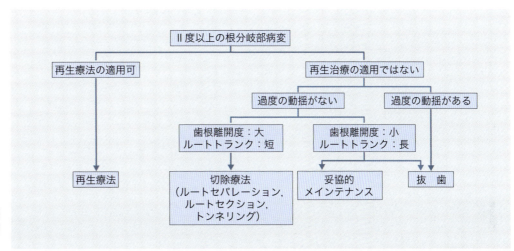

図4 根分岐部病変を伴う臼歯の各治療法別の生存率（Huynh-Ba G 2009[4]）

非外科処置（Non-surgically）：>90%　術後5～9年
外科処置（Surgical therapy）：43.1～96%　観察期間：5～53年
トンネリング（Tunnelling procedures）：42.9～92.9%　観察期間：5～8年
切除療法（ルートアンプテーション，ヘミセクション等）：62～100%　観察期間：5～13年
歯周組織再生療法（GTR）：83.3～100%　観察期間：5～12年

図5 Ⅱ度以上の根分岐部病変の治療法の決定

ている．参考として，筆者が考える根分岐部病変の治療フローチャートを示す（図5）．

　本症例は，年齢の割に歯周病が進行していることを考慮し，積極的治療介入が必要と判断した．そして，患者レベル因子が良好であることを基本条件とし，さらには「下顎大臼歯であること」「水平的PPDが5mm以下であること」「垂直的PPDが大きいこと」「徹底的なデブライドメントを可能にするには十分で，かつ過大ではない歯根離開度が認められること」「隣在骨レベルが高いこと」といった再生療法を適用するための必要な条件も揃っていたため（図6，7）[7]，歯牙レベルでの予後判定をPoorとしたうえで，歯周組織再生療法を応用し根分岐部の完全閉鎖を試み，その治療結果として予後判定がGuardedになることを期待した．

7 の予後判定： **Guarded**

　仮に患者レベル因子での予後判定がPoorもしくはHopelessの場合，もしくは歯牙レベル因子として歯根離開度が低い場合は，再生療法の成功率は低下することが予測されるため，当然抜歯の選択も考慮せざるをえない．またCarnavaloら[8]は，根分岐部の治療として切除療法を選択した場合の術後合併症は歯根破折とカリエスであると報告しており，残存歯質量が多くカリエスリスクが比較的低い場合で，本症例と異なりアタッチメントロスや動揺度がより少なければルートセパレーション，ヘミセクション，トンネリング等の切除療法の選択も考慮される（章末のCase2参照）．

▼
根分岐部の治療として切除療法を選択した場合の術後合併症は，歯根破折とカリエスである（Carnavalo 1998）

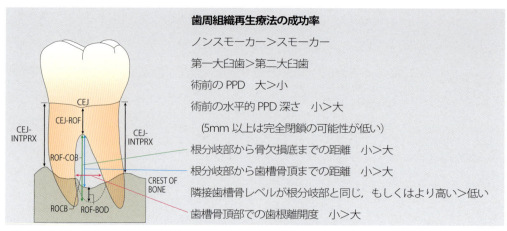

図6 下顎大臼歯のⅡ度の根分岐部病変に対する歯周組織再生療法による骨欠損の改善度に影響を与える因子（Bowers 2003[7]）

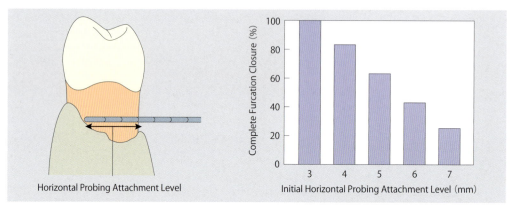

図7 術前の水平的PPDと再生療法による根分岐部完全閉鎖の達成度との関係（Bowers 2003[7]）

　また，隣在歯である｢5 6｣についてはエンド病変や歯肉縁下カリエスが認められるものの，それらに関しては治癒可能と判断したが，｢6｣の近心および｢5｣の遠心に軽度の垂直性骨欠損が存在し，それに呼応するように深い歯周ポケットが存在した．歯周病の管理としては，同部の垂直性骨欠損の改善が必要であるが，骨縁下欠損量が3mmに満たないため，歯周組織再生療法の成功率は高くないこと[9]，再生が成功したとしてもカリエスが深いため，生物学的幅径を侵害した結果，修復後には最終的に再生骨が吸収する可能性が高いこと[10]等を考慮し，同部については骨外科による垂直性骨欠損の改善を計画した．

■ 垂直性骨欠損への対応についてはChapter Ⅲ -3を参照

まとめ

　本症例においては，根分岐部病変への対応として歯周組織再生療法を選択して根分岐部の閉鎖を試み，良好な結果を得ることができた．これはひとえに患者レベルならびに歯牙レベルで歯周組織再生療法を成功に導く因子が揃っていたためと考えられる．

Case 1　治療経過と結果①

　歯周基本治療として，スケーリング・ルートプレーニングを行い，残存歯の保存を前提とした治療を開始した．7⏌は，動揺度が大きく，フレミタスが認められたため，咬合調整を行い，フレミタスの除去を行った．また同部は，骨欠損が深く，根尖付近にまで達する可能性があるため，上行性歯髄炎の防止のために抜髄処置を施した．5 6⏌については再根管治療を行った（**1-9**）．

　歯周基本治療後の再評価においても同部に深い歯周ポケットが残存したため，計画どおりに下顎左側臼歯部に歯周組織再生療法ならびに骨外科による歯周外科処置を行った（**1-10 〜 1-15**）．

　歯肉溝切開後，全層弁にて歯肉弁を剥離し骨面を露出させた後，骨縁下欠損部を満たす肉芽組織を超音波スケーラーならびにハンドインストゥルメントを用いて徹底的に歯根面，骨面より掻爬した．その後，5⏌に存在するカリエス底部から骨縁下欠損底部までの距離を計測したところ，術後の生物学的幅径を確保するために必要な距離が確認されたため，これ以上の支持骨の削除（Ostectomy）を行わず，5 6⏌の歯根間に存在する垂直性骨欠損を形成している骨縁をバーならびに骨ヤスリを用いて骨整形（Osteoplasty）として骨外科を行った（**1-11**）．

　根分岐部における再生療法に関する論文を見ると，オープンフラップデブライドメントに比べて良好な臨床結果が得られている[11]．また7⏌の欠損形態は，deep-narrow の 3 壁性骨欠損（**1-12, 1-13**）なので，GTR メンブレンを併用せずエムドゲイン®による歯周組織再生療法を選択した．そして，エムドゲイン®を用いる再生療法においては，骨移植材を併用したほうがエムドゲイン®単独よりも良好な結果が報告されている[12]．以上の理由により，本症例では骨移植材として凍結乾燥骨（FDBA）を併用したエムドゲイン®による歯周組織再生療法を選択した．

　骨欠損部の肉芽組織除去後，ファーケーションプローブを用いて，根分岐部の広がりを再度確認し，根分岐部のエナメルプラスティ後，露出歯根面のルートプレーニングを徹底的に行った（**1-14**）．そしてEDTAによる根面処理を行った後，エムドゲイン®を塗布して骨移植材を欠損部に充填した（**1-15**）．その後，歯肉弁を戻して，垂直マットレス縫合，単純縫合にて創部を閉鎖した．

　術後 6 カ月でプロービングを行ったところ，術前の深い歯周ポケットは大幅に改善されていた．動揺度も同じく大きく改善されていた．その後，最終補綴処置を行った（**1-16 〜 1-23**）．

　現在，治療終了から 3 年が経過したが，BOP，PPD ともに安定している．X 線診査においても骨欠損部の改善ならびに安定が確認される．他の残存歯においても安定している状態が確認できる（**1-24 〜 1-26**）．

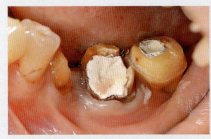

1-9　歯周基本治療時．6⏌の歯肉縁上歯質の不足，7⏌の歯肉退縮が認められる

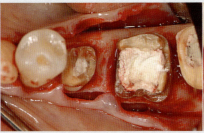

1-10　歯周外科時．5 6⏌間に垂直性骨欠損が認められる

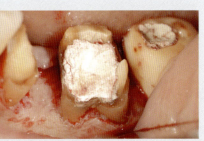

1-11　骨外科終了時．骨の平坦化が認められる

Case 1　治療経過と結果②

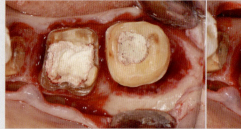
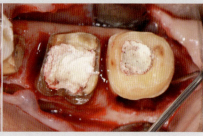

1-12，1-13 歯周外科時．7┘周囲に頬側から遠心にかけて，根分岐部を含んだ垂直性骨欠損が認められる

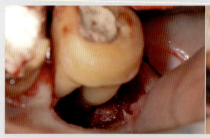
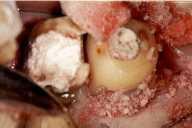

1-14 デブライドメント終了時．根尖近くにまで及ぶ垂直性骨欠損が認められる

1-15 骨移植材填入時．骨移植材とエムドゲイン®を骨欠損部に充填した

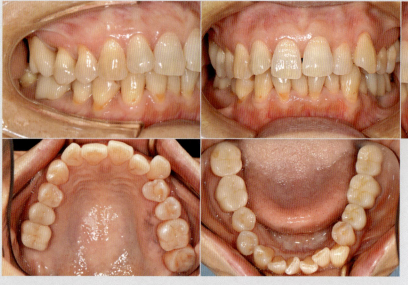
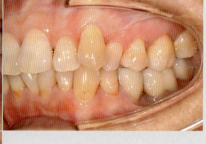

1-16〜1-20 治療終了時の口腔内写真

　文献的には，歯周組織再生療法による根分岐部の完全閉鎖は困難であることを示しているものが多い[13]．これは，根分岐部のもつ解剖学的な複雑さに由来するものである．また，エンド由来の問題，歯根破折などの歯周病以外の疾患との関連性をもつ場合もある．このような困難な治療を成功させるために重要なことは，適切な診査により現状を引き起こしている病変の正確な診断を行い，考えうる病因の推察を適切に行うことであ

ChapterIII 個別の病態に対する処置法を考える
2 エンドペリオ病変
― その診断は適切か？―

エンドペリオに対する基本的な考え方

1. エンドペリオ病変の分類

エンド病変とペリオ病変を併発した，いわゆるエンドペリオ病変は，疾患の成り立ちから大きく以下の3つに分類される（Simonの分類，図1）[1]．

▼ エンドペリオ病変は，疾患の成り立ちから大きく3つに分類される（Rotstein 2004）

1) エンド病変によるもの

エンド病変の排膿路が健全な歯根膜を通過して歯周ポケットを形成する場合で，歯周ポケットに隣接した歯根面には正常なセメント質が存在する．エンド病変の治癒が得られればペリオ病変の徴候も治癒する．

2) ペリオ病変によるもの

ペリオ病変の進行が根分岐部や根尖付近に達し，X線写真上で根尖性歯周炎が存在するように見える場合で，歯髄生活反応がある．ゆえにペリオ病変のみが治療対象になる．

3) 混合病変によるもの

エンド病変とペリオ病変が同時に進行し，互いの病変が根管側枝，根尖孔，象牙細管，歯根膜を介して繋がっている場合で，①先にエンド病変が進行し，その影響によりペリオ病変が続発したもの，②ペリオ病変の進行もしくはその治療行為によってエンド病変が続発したもの，③エンド病変とペリオ病変が同時に進行したものに分類される．しかしながら，発症前からの長期に渡る病変部の経時的変化の観察が不可能な場合，断片的な臨床的診査のみから3者の判別を行うのは困難である．

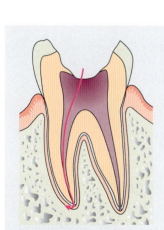
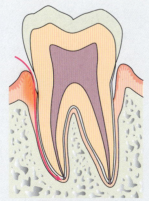
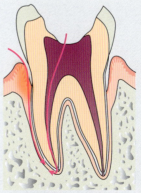

エンド病変によるもの
primary endodontic diseases

ペリオ病変によるもの
primary periodontal diseases

混合病変によるもの
combined diseases

- エンド病変の後にペリオ病変を併発したもの
  primary endodontic disease with secondary periodontal involvement
- ペリオ病変の後にエンド病変を併発したもの
  primary periodontal disease with secondary endodontic involvement
- 真の混合病変
  true combined diseases

図1　エンドペリオ病変の分類（Simonの分類）

Case 1 初診時

　38歳，男性．主訴は「他院で1年前に治したばかりなのに痛くて噛めず，歯肉も下がってしまった．もう一度噛めるようにしてほしい」であり，前医に対する不信感を露わに当院に来院した．6⏉に2～3日前から続く自発痛ならびに強い咬合痛を訴えていた．1年前に同部に自発痛が生じたため，前医にて根管治療を受けたが，その後も散発的に軽度の自発痛を感じていたとのことである．現在，治療中の全身疾患，現症と関連が疑われるような全身疾患の既往歴や外傷経験などはなかった．

　口腔内診査の結果，6⏉には頰側歯肉に歯肉退縮，フィステルの形成，さらには頰側中央部に8mmのプロービングポケットデプス（PPD）ならびに出血，排膿が認められ，動揺度は1度で，Ⅱ度の根分岐部病変があった．また，フィステルにガッタパーチャポイントを挿入してX線写真を撮影したところ，6⏉に過去の歯内療法の治療痕，ならびに根分岐部から根尖部にまで及ぶX線透過像が認められた（1-8）．

　診査の結果，6⏉は限局性重度慢性歯周炎を伴う急性根尖性歯周炎と診断した．

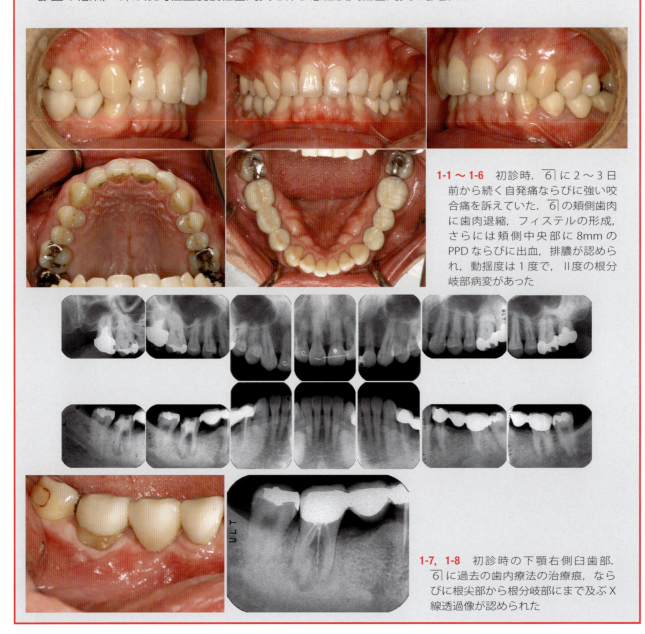

1-1～1-6 初診時．6⏉に2～3日前から続く自発痛ならびに強い咬合痛を訴えていた．6⏉の頰側歯肉に歯肉退縮，フィステルの形成，さらには頰側中央部に8mmのPPDならびに出血，排膿が認められ，動揺度は1度で，Ⅱ度の根分岐部病変があった

1-7，1-8 初診時の下顎右側臼歯部．6⏉に過去の歯内療法の治療痕，ならびに根尖部から根分岐部にまで及ぶX線透過像が認められた

2. Case1 に対する診断

Case1 では，自発痛や咬合痛を訴えていたことに加え，X線診査から根尖部ならびに根分岐部にX線透過像，不十分な根管治療の痕跡が認められたため，本病変はエンド由来が関係しているのは明確である．

さらに，頬側根分岐部にて 8mm の歯周ポケットが認められ，頬側に歯肉退縮が存在することを考えると，アタッチメントロスを伴う骨吸収が頬側骨壁ならびに根分岐部に生じたことを意味する．よって，この深い歯周ポケットは，単なるエンド病変の排膿路ではなく，ペリオ病変の発生によって生じたものであり，ペリオ由来ともいえる．

したがって，本症例は混合病変によるエンドペリオ病変と判断した．エンドペリオ病変の治療の成功率は，その由来によって大きく異なる．**Case1** は，エンド病変のみならず頬側のペリオ病変の治癒が必要とされるため，その治療の成功率は一般的に高いとはいえない[2,3]．

ケースアセスメント（病因）と予後判定

Case1 において，治療上重要な因子つまり予後に影響を与える因子（図2，3）[4] を考慮し，判定基準に則って予後判定を行う．

まず，患者レベル因子をみてみると，「プラークコントロールは良好」「非喫煙者」「良好なコンプライアンス」「他部位の歯周病の進行度は低い」「不良習癖がない」「全身的健康」「経済的制約が少ない」ときわめて良好である．そのため，口腔内全体の予後判定は Good となる．

患者レベル： **Good**

一方，6| の歯牙レベル因子をみてみると，「動揺度が少ない」「歯根離開度が大」と予後を良くする因子がある一方，「骨欠損が根分岐部に及んでいる」「感染根管である」「骨吸収量が大」「ブリッジの支台歯である」と予後を悪くする因子も存在する．ゆえ

年齢	
全身疾患	
個々の歯の予後判定	
進行度	
患者協力度	
経済状態	
家族歴	
歯科医師の知識／能力	
口腔習癖／嗜好	
その他	

図2 予後判定に影響する患者レベルの因子

骨吸収量	**エンド病変**
プロービングポケットデプス	カリエス
骨欠損形態	歯牙の位置／咬合関係
根分岐部病変の有無／程度	治療計画の中での重要度
動揺度	術者の知識と技術
歯冠‐歯根比	**その他（ブリッジの支台歯）**
根形態	

※赤色の項目は予後に悪影響を及ぼす因子

図3 予後判定に影響する歯牙レベルの因子（6|）

に，予後判定は Poor とした．そしてブリッジの支台歯として機能を長期的に要求された場合は，その予知性が低いため Hopeless と判定することとした．

6: Poor or Hopeless

考えうる治療計画とそれをサポートする文献

エンドペリオ病変を治療するためのストラテジーを示す（図4）．まず，エンド病変を治癒した後，ペリオ病変の治癒を行うことが推奨されている[1]．ゆえに，エンドペリオ病変の成功率は個々の疾患の成功率を反映する．

1．エンド病変の成功率

▼
アンダーな根管充填の場合，感染根管治療の成功率は適切な長さの根管充填が認められた場合よりも 6.61 倍高い．根尖が破壊されている場合の成功率は適切な場合と比べて 26.52 倍低い
（Farzaneh 2004）

感染根管治療の成功率は，Farzanehら[5] の報告によると平均で 81% である．さらに術前に根尖病変が存在しない場合の成功率は 97% であるが，存在する場合は 78% と報告している．本症例のように，術前に明らかに根尖病変が認められる場合は，成功率が若干低下するものの，約 8 割程度と比較的高い成功率が期待できる．

術前の X 線診査から，アンダーな根管充填が認められるが，その場合の感染根管治療の成功率は適切な長さの根管充填が認められた場合よりも 6.61 倍高いことや，根尖が破壊されている根管充填が認められた場合の成功率は適切な場合と比べて 26.52 倍

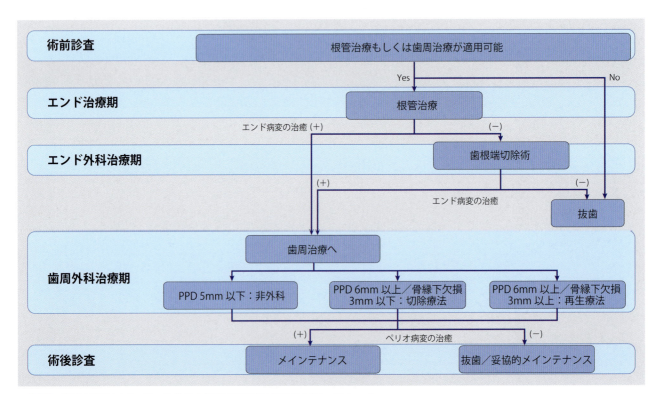

図4 混合病変によるエンドペリオ病変の治療におけるフローチャート

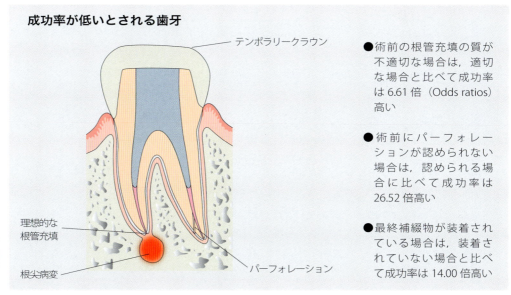

図5 再根管治療の成功率を決める因子（Farzaneh 2004[5]より作成）

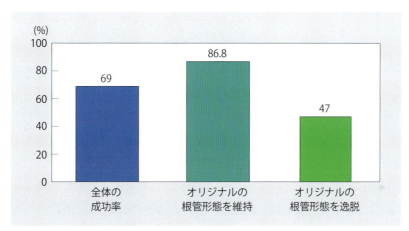

図6 再根管治療の成功率（Gorni 2004[6]より作成）

▼
感染根管治療の成功率は術前にオリジナルの根管形態が残っているか否かによって異なる（Gorni 2004）

低いことも報告されている（図5）．本症例では，術前のX線写真から，根尖部にオリジナルの根管形態が残っていることが確認される．Gorniら[6]は，感染根管治療の成功率は術前にオリジナルの根管形態が残っているか否かによって異なると報告している．感染根管治療自体の成功率は69％であるが，オリジナルの根管形態が残っている場合は86.8％で，パーフォレーションなどで自然な根管形態を失っている場合は47％と，両者に大きく差があることを報告した（図6）．以上のことからも，**Case1**のエンド病変の成功率は高いと判断した．

2．ペリオ病変の成功率

エンド病変の治癒期間を待った後もペリオ病変が存在する場合は，ペリオ病変の治療を開始する．本症例では，頬側中央部において8mmのPPDとII度の根分岐部病変が確認されている．

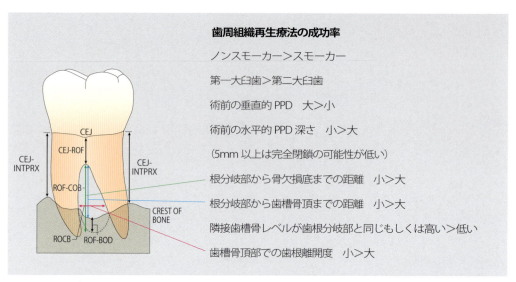

図7 下顎大臼歯のII度の根分岐部病変に対する歯周組織再生療法による骨欠損の改善度に影響を与える因子（Bowers 2003[9]）

　Brugnamiら[7]は，エンドペリオ病変の治療において歯根端切除術を行った後，残存した頬側歯槽骨壁の喪失を再生療法によって治療し，好結果が得られたことを報告している．このように，エンドペリオ病変の治療においてエンド処置を行った後にペリオ病変による骨欠損が残存した場合の治療法の選択肢として再生療法を適用することができる．そして，それが成功するか否かはケースセレクションによって決定される．

　患者レベル因子では，プラークコントロールや全身健康状態が良好であり，非喫煙者で，BOPも10％以下であることを考慮すると，歯周組織再生療法を適用することが可能である[8]．次に歯牙レベル因子を見ると，「水平的骨欠損が浅い」「ルートトランクが短い」「歯根離開度が過度に大きくない」と歯周組織再生療法を適用する好条件が揃っていた（図7）[9]．そのため，ペリオ病変が残存した場合は，歯周組織再生療法によって，改善できる見込みが高いと判断した．

3. Case1の処置方針

　結論として，エンド病変ならびにペリオ病変の治療がそれぞれ成功の見込みが高いと判断し，エンド処置からペリオ処置へと続く一連の治療プロトコールに沿って適切に治療すれば，6̅の状態は改善し，予後判定はPoorからGuardedになることを期待した．

6̅の予後判定：**Guarded**

　また，予測される治療結果が得られない場合を想定して，5̅の欠損部にはインプラント治療を行い，6̅をブリッジの支台歯にするのを避けることを患者に提案したところ受け入れられた．なお，参考までに章末にエンド病変由来のエンドペリオ病変の症例を提示した（**Case2**）．

Case 1　治療経過と結果①

　応急処置として，咬合痛の除痛を目的に6⏌の歯冠修復物の除去ならびに消炎鎮痛薬の処方を行った．そして，急性症状が治まった後，感染根管治療を開始した．ラバーダム防湿下で根管の拡大形成を行い，水酸化カルシウムを貼薬したところ，頬側歯肉に存在したフィステルは消失した．

　その後，根管充填を行い経過観察とした．根管治療中ならびに経過観察期間は，当該歯に対して歯肉縁上のプラークコントロールのみを実施し，SRP等の歯肉縁下の歯周治療は控え，エンド病変の治癒によるペリオ病変の改善を期待した．

　3カ月後，咬合痛などの臨床症状ならびに根尖部のX線透過像の改善傾向が確認された（**1-9**）．しかし，歯周組織の変化を調べたところ，いまだに頬側中央部にて根尖方向に向かう8mmのPPDならびにⅡ度の根分岐部病変が確認され，歯肉退縮も残存している（**1-10**）．これらの結果から，同部のペリオ病変に対して積極的な治療介入が必要と判断し，歯周組織再生療法を行うこととした．

　歯肉溝切開を行い全層弁を形成し，軟組織を掻爬したところ，根分岐部ならびに根尖方向に向かう骨欠損が確認された．歯根面のルートプレーニングを行った後，エムドゲイン®と骨移植材にて骨欠損部を満たし，5⏌相当部にインプラントを埋入した（**1-11〜1-13**）．また，頬側面に歯肉退縮が認められていたため，歯肉弁歯冠側移動術を行い，術野を閉鎖した（**1-14**，歯肉退縮についてはChapterⅡ-6を参照）．

　その後，6カ月の経過観察期間を経て再評価を行った（**1-15**）．PPDは3mm，動揺度は＋と安定し，X線写真においてもエンド病変ならびにペリオ病変の改善が確認されたため，最終補綴処置を行った（**1-16，1-17**）．術後3年を経た現在も同歯は安定的に管理されている（**1-18，1-19**）．

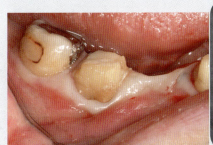
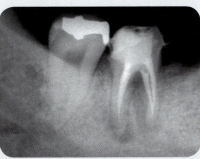

1-9，1-10 根管充填後3カ月の口腔内とX線写真．根尖部のX線透過像の改善傾向が認められるが，6⏌の頬側中央にて根尖方向に向かう8mmのPPDならびにⅡ度の根分岐部病変が確認され，歯肉退縮も残存している

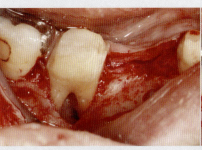
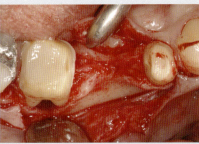

1-11，1-12 デブライドメント終了後．根分岐部ならびに根尖方向に向かう骨欠損が確認された

Case 1　治療経過と結果②

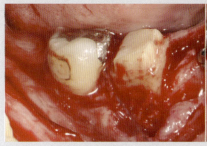
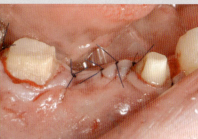

1-13　骨移植材填入時．骨移植材とエムドゲイン®を骨欠損部に充填した．また，5⏌相当部にインプラントを埋入し，⏌6をブリッジの支台歯から回避した

1-14　縫合終了時．頬側の歯肉退縮への対応として歯肉弁歯冠側移動術を行っている

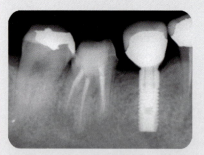
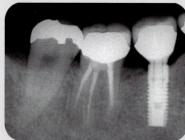

1-15　術後6カ月．エンド病変ならびにペリオ病変の改善が確認された．また，PPDは3mm，動揺度は+と安定している

1-16，1-17　最終補綴時のX線写真と口腔内

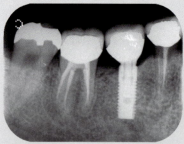
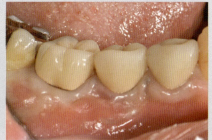

1-18，1-19　術後3年．安定的に管理されている

まとめ

　日本の日常臨床においてエンドペリオ病変に遭遇することは稀ではない．日本では，医療制度の特質からか，抜歯を敬遠する，安易に根管治療を行う傾向がある．また，歯の形態も湾曲根が多く，歯根長が短い傾向もあり，歯内療法にとっても歯周治療にとっても困難なケースが多い．このようにエンドペリオ病変が確立しやすい環境で，この難治性の病変に日々向き合い続けるために重要なことは，問診を含めた適切な診査と診断を行うことである．そして，科学的根拠，術者の経験と技術，患者の希望を十分に考慮して治療計画を立てることが大切である．

Case 2　参考症例；エンド病変によって生じた症例

　30歳代，男性，$\overline{6}$ の頬側歯肉の腫脹と自発痛を訴え来院．歯髄診断により同歯は失活歯であること，歯周組織検査で頬側にⅡ度の根分岐部病変が認められた．また，根尖部ならびに根分岐部にＸ線透過像が認められた．そのため，エンドペリオ病変と診断して，フローチャートに沿って治療を進めた．

　歯内療法から開始し，通法どおりに根管充填まで終了して経過を観察した．その結果，歯肉腫脹は消失し，根分岐部へのプロービング値は大幅に改善した．術後3カ月で術前に存在したＸ線透過像は改善した．本症例はエンド病変によるものと判断し，その後に補綴処置に移行した．

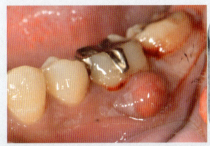
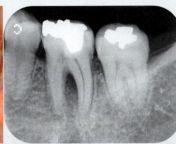

2-1　初診時の口腔内写真
　頬側中央部に急性膿瘍とⅡ度の根分岐部病変が存在する

2-2　初診時のＸ線写真
　根尖部より根分岐部にかけて透過像が認められる

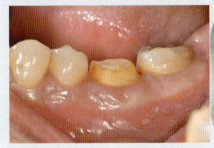
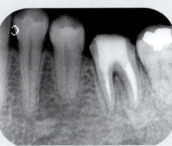

2-3　術後3カ月の口腔内写真
　歯肉腫脹は消失し，プロービング値も改善

2-4　術後3カ月のＸ線写真
　術前にみられたＸ線透過像も改善

ChapterIII 個別の病態に対する処置法を考える

3 垂直性骨欠損
― 垂直性骨欠損はさらなる骨吸収を予見するものか？―

垂直性骨欠損の予後に関する文献的報告

重度歯周炎の徴候として頻繁に認められるのが垂直性骨欠損である．一般的には，垂直性骨欠損の存在により深い歯周ポケットが形成され，その内部の嫌気性を好む歯周病原菌の活動性が上がり，さらに垂直性骨欠損が進行するといった一連のカスケードがあると考えられている．そのため，しばしば切除療法，再生療法，ならびに矯正的挺出による垂直性骨欠損の改善が動的歯周治療終了時の治療目標として掲げられる．

しかしながら，垂直性骨欠損部の予後に関する報告を見ると，必ずしもこのようなカスケードにあてはまらないという報告もある．Papapanou[1]は，垂直性骨欠損が将来のさらなるアタッチメントロスを予見するか否かを調べた結果，垂直性骨欠損を有する歯の生存率は水平性骨欠損を有する歯より低く，欠損が深いほど低下することを報告している．しかしながら，垂直性骨欠損を有する部位のうち，2mm以上のさらなる骨喪失を示したのは28%（predictive value for the positive test）であり，残りは骨喪失が起きなかったことや，水平性骨欠損を有する部位の22.8%が2mm以上のさらなる骨喪失を示したことを考慮すると，骨吸収は骨の欠損形態に必ずしも依存するわけではないことがわかる．また，本研究の被験者は，メインテナンスを含めた適切な歯周治療を受けていない患者であり，適切な歯周治療を受けた後に残存した垂直性骨欠損の予後を示したものではない．よって，"垂直性骨欠損の存在＝さらなる骨吸収"という図式は一概には成立しない．

さらに，歯周治療を行った場合の予後に関するGreenstein[2]の報告によると，同一患者の垂直性骨欠損部位およびその反対側や近接した水平性骨欠損部位にopen flap debridementを行い，その後に定期的なメインテナンスを行った場合，経年的にさらなる骨吸収を起こす頻度は，垂直性骨欠損部位では59.3%であったが，水平性骨欠損部位においても44.4%で骨吸収が起こっている（図1）．一方，X線写真上での平均的な歯槽骨レベルの変化率，つまり実際の骨吸収量は垂直性骨欠損部位で5.56%，水平性骨欠損部位で3.88%であった．骨吸収の変化率がともに10%に満たないことから歯肉縁上・縁下のプラークコントロールを適切に行えば，両者ともメインテナンスが可能であり，残存した垂直性ならびに水平性骨欠損による経年的な骨吸収への影響は同等であるとも考えられる．またPontoriero[3]も，歯周治療後に残存した垂直性ならびに水平性骨欠損は，定期的なメインテナンス下においては同等の頻度でさらなる骨吸収を呈することを報告している．

一方，動的歯周治療後に定期的なメインテナンスを行った場合でも，残存したPPD

▼
垂直性骨欠損を有する歯の生存率は，水平性骨欠損を有する歯より低く，欠損が深いほど低下する
（Papapanou 1991）

▼
垂直性骨欠損部位でも，水平性骨欠損部位でも骨吸収の変化率がともに10%に満たないことから歯肉縁上・縁下のプラークコントロールを適切に行えば，両者ともメインテナンスが可能
（Greenstein 2009）

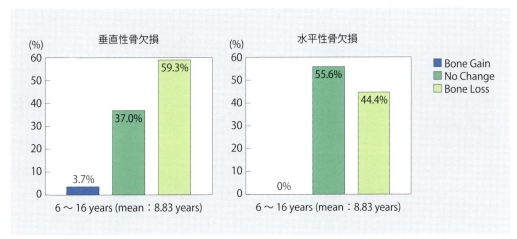

図1 歯周外科ならびに定期的にメインテナンスを受けた場合の骨形態の変化（Greenstein 2009[2]）
垂直性骨欠損部位では59.3%で骨吸収が進行していたが，水平性骨欠損部位においても44.4%で骨吸収が起こっている

▼
定期的なメインテナンスを行った場合でも，残存したPPDが7mm以上の場合は，歯の喪失率が著しく上昇する（Matuliene 2008）

が7mm以上の場合は，歯の喪失率が著しく上昇することが報告されている[4]．年齢や性別，喫煙経験等の差による影響を排除しても同様の結果が導かれていることを考えると，治療後に残存した7mm以上のPPDは歯の喪失の独立したリスクファクターになりうることを示している．したがって，骨欠損形態の改善により深い歯周ポケットの改善を図ることが重要である．

以上のことから，動的歯周治療においてすべての症例で垂直性骨欠損の改善が必要なわけではないが，歯周病の進行が明らかに速いまたは再発性の患者（susceptible host），極度に進行した垂直性骨欠損には，骨欠損改善のための積極的な治療介入が必要であると考える．

Case 1　初診時①

50歳代，男性．度重なるブラッシング時の歯肉からの出血，広範囲な歯の動揺を主訴に来院した．

問診の結果，現在さらに過去にも主訴との関連が疑われる全身病歴はなく，喫煙歴もなかった．過去の治療歴としては，前医の勧めにより1カ月ごとの歯肉縁上のクリーニングのみを行っていた．視診ならびに触診により，7| には歯肉縁下カリエスが認められた．また，デンタルX線写真より，前歯部ならびに臼歯部に垂直性骨欠損を疑わせるX線透過像が広範囲に認められた．歯周組織検査の結果，広範囲に深いプロービングポケットデプス（PPD）が認められ，動揺度は前歯部，特にクロスバイトを呈す |2，1|2，7|5 で顕著であった（1-1 〜 1-7）．患者は可能なかぎりの歯の保存を強く希望していた．

診査の結果，一部に咬合性外傷を伴う広汎型重度慢性歯周炎と診断した．まずは歯周基本治療としてTBI，SC，SRPを行い，ブラキシズムを自覚していたためナイトガードの夜間装着を指示した．また前歯部にてフレミタスが認められたため，咬合調整を行った．

歯周基本治療後の再評価においても，全顎的に垂直性骨欠損ならびにそれによって惹起される深い歯周ポケットが残存していた．特に |6 は，頬側近心に9mm，舌側近心に6mmのPPDを示していた（1-8）．

Case 1 初診時②

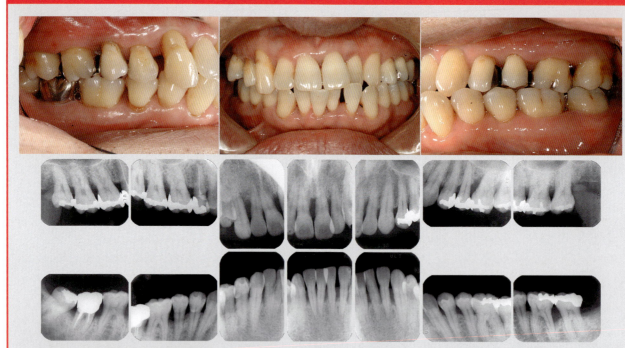

1-1〜1-4 初診時．前歯部ならびに臼歯部に垂直性骨欠損を疑わせるX線透過像が広範囲に認められた

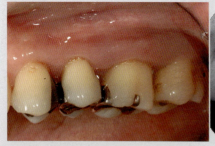

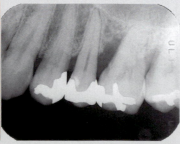

1-5, 1-6 初診時の上顎左側臼歯部 |6 には歯周基本治療後も頬側近心に9mm，舌側近心に6mmのPPDがあった

1-7 初診時の歯周組織検査結果．深い歯周ポケットが広範囲に認められ，歯の動揺も認められた

1-8 歯周基本治療後．全顎的に垂直性骨欠損，それによって惹起される深い歯周ポケットが残存

年齢	骨吸収量　　　　　　　　　エンド病変
全身疾患	プロービングポケットデプス　カリエス
個々の歯の予後判定	骨欠損形態　　　　　　　　歯の位置／咬合関係
進行度	根分岐部病変の有無／程度　治療計画の中での重要度
患者協力度	動揺度　　　　　　　　　　術者の知識と技術
経済状態	**歯冠-歯根比**　　　　　　　その他
家族歴	歯根形態
歯科医師の知識／能力	
口腔習癖／嗜好	
その他	

図2　予後判定に影響する患者レベルの因子　　図3　予後判定に影響する歯牙レベルの因子（6⌋，⌊6）

ケースアセスメント（病因）と予後判定

Case1 において，治療上重要な因子，つまり予後に影響を与える因子（図2，3）を考慮し，予後判定基準に則り予後判定を行う[5]．

まず，患者レベル因子をみてみると「プラークコントロールが良好」「非喫煙者」「良好なコンプライアンス」「全身的健康」「経済的制限がない」と予後を良くする因子が揃っている反面，「前歯部や他の臼歯部の歯周病進行度も高い」「前歯部の歯列不正の存在」「ブラキシズム」と予後を悪くする因子も認められる．そのため，口腔内全体の予後判定は Guarded となる．

患者レベル： **Guarded**

また，歯牙レベル因子をみてみると，6⌋，⌊6 は「生活歯である」「動揺度は小」「根分岐部病変はない，もしくは軽度」「骨欠損形態の大部分は3壁性もしくは2壁性」「隣接部位に補綴予定がないため，治療計画のなかで与えられる重要性が低い」と予後を良くする因子がある一方，「年齢を考慮した場合，骨吸収量が大」「歯冠-歯根比が悪い」と予後を悪くする因子も存在する．ゆえに，予後判定はPoorとした．上顎前歯部においては，さらに「動揺度が大」「反対咬合」が認められるため，同様にPoorとした．また，⌊7 は歯肉縁下カリエスのためにHopelessとした．

6⌋，⌊6，上顎前歯部： **Poor**　　⌊7： **Hopeless**

考えうる治療計画とそれをサポートする文献

1）重度の垂直性骨欠損への対応

重度の垂直性骨欠損に対する治療法は，大きく分けて，①open flap debridement，②切除療法，③再生療法，④矯正的挺出の4つがある．歯根が長く動揺が少なければ

切除療法や矯正的挺出も可能であるが，日本人では一般的にその適応は難しく，アタッチメントゲインが期待できる open flap debridement か再生療法が適用されることが多い．両者の治療結果を比較した研究では，再生療法の有効性を示している報告が多い[6,7]（図4）．そのため，再生療法の適応症である症例には再生療法を行い，適応から外れる場合には妥協的治療として open flap debridement や非外科的な対応を行う．

　本症例においては，年齢の割に広範囲に骨吸収が進行していることを考慮して積極的治療介入が必要であると判断した．そして，「プラークコントロールが良好」「コンプライアンスが良好」「非喫煙者」といった患者レベル因子が良好であることから，歯周組織再生療法を行う前提条件を満たしていた．さらには，「垂直的PPDが6mm以上」「骨縁下欠損が4mm以上」「欠損角度が狭い」「重度の根分岐部病変を含まない」などの再生療法を適用するために必要な条件[8〜10]（図5，6）も揃っていたため，歯牙レベルでの予後判定をPoorとしたうえで，歯周組織再生療法を応用した垂直性骨欠損の改善を試み，その治療結果として予後判定がGuardedになることを期待した．

図5，図6，上顎前歯部の予後判定： **Guarded**

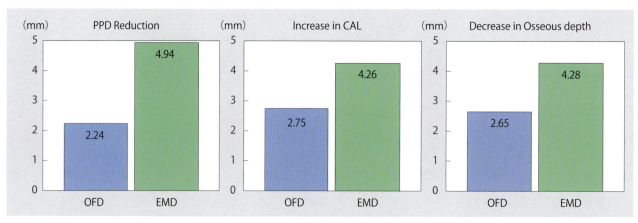

図4　垂直性骨欠損における open flap debridement（OFD）とエムドゲイン®（EMD）の治療効果（Froum 2001[6]）
　　　エムドゲイン® 使用グループでは臨床パラメータの改善が有意に高い

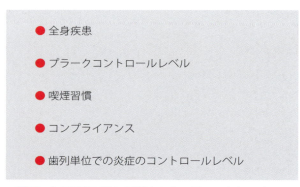

図5　歯周組織再生に影響を与える因子：患者レベル

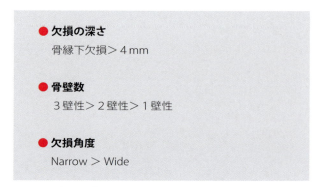

図6　歯周組織再生に影響を与える因子：歯牙レベル

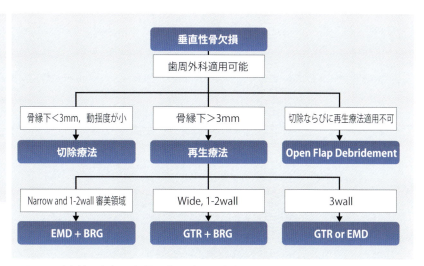

図7 骨欠損形態によるGTR法単独，骨移植材併用療法の効果

図8 垂直性骨欠損の欠損形態に応じた治療フローチャート（EMD：エムドゲイン®療法，BRG：骨移植）

2）歯周組織再生療法の選択

歯周組織再生療法は，①骨移植（bone replacement graft），②GTR（guided tissue regeneration）法，③エムドゲイン®療法，④PDGF製剤等の成長因子の4つに分けられ，症例によっては併用されることもある．そのため，実際に治療法を選択する際には，症例ごとの違いを認識して適切な選択を行う．GTR法とエムドゲイン®単独療法の臨床的な治療の有効性を比較した報告をみると，ほぼ同等であると結論づけているものが多い[11, 12]．

▼ GTRとエムドゲイン単独療法の臨床的な治療の有効性を比較した報告をみると，ほぼ同等であると結論づけているものが多い

本症例では，臼歯部には骨欠損が1ブロックあたりに複数存在しており，メンブレンの適合が困難と予想されるため，エムドゲイン®療法を選択した．また，骨の欠損形態が根尖部では3壁性であるが，歯冠部に向かうにつれて2壁性，1壁性になる部位も多く存在している．Blumenthal[13]は，吸収性膜を用いた歯周組織再生療法について，2壁性骨欠損の治療には骨移植材を併用したほうが単独療法より有効であったが，3壁性骨欠損の治療ではその差が認められなかったと報告している（図7）．このことは，2壁性ないしは1壁性骨欠損の治療に関しては骨移植材の併用が有効であることを示している．

▼ 吸収性膜を用いた再生療法について，2壁性，1壁性骨欠損の治療には骨移植材を併用したほうが単独療法より有効であったが，3壁性骨欠損の治療ではその差が認められなかった（Blumenthal 2003）

また，エムドゲイン®を用いた再生療法については，Gurinsky[14]が「エムドゲイン®と骨移植材の併用療法は，エムドゲイン®単独療法より有意に治療後の臨床パラメータの改善が認められた」と報告している．またZucchelli[15]は，エムドゲイン®による再生療法はGTR法よりも治療後の歯肉退縮が少ないことを報告している．このことは，審美性が要求される前歯部においてはエムドゲイン®療法がより有効であることを意味している．

これらの報告を基に，垂直性骨欠損の治療フローチャート（図8）を示す．本症例に対しては，全顎的な垂直性骨欠損部位に対して骨移植材を併用したエムドゲイン®療法を適用することとした．

Case 1　治療経過と結果①

　歯周基本治療後も└6 近心に 7mm 以上の PPD，ならびに X 線写真上に垂直性骨欠損が認められたため，歯肉溝切開後に全層にて歯肉弁を切開剥離後，垂直性骨欠損を満たす軟組織に対して徹底的なデブライドメントと露出根面の SRP を行った（1-9 〜 1-11）．その後，EDTA で根面処理した後，エムドゲイン® を骨欠損部に塗布し，さらに骨欠損部に骨移植材を充填した後，改良型マットレス縫合で歯肉弁を戻して創を閉鎖した（1-12, 1-13）．同様に，下顎左右側臼歯部についても再生療法を行った．

▼ └6 の再生療法

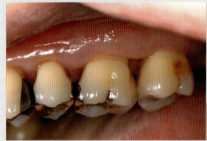 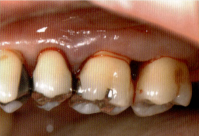 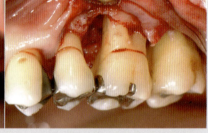

1-9　術前の └6．近心に 7mm 以上の PPD，ならびに垂直性骨欠損がある

1-10, 1-11　歯肉溝切開後に全層弁にて歯肉弁を切開剥離．└6 近心に深い垂直性骨欠損が認められる

▼ 前歯部の再生療法

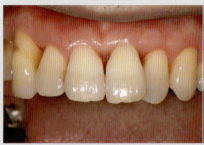 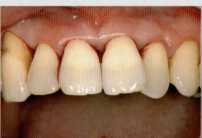

1-14　前歯部の術前

1-15, 1-16　歯根間距離が狭いため，simplified papilla preservation technique にて切開．全層弁にて剥離翻転

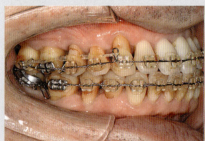 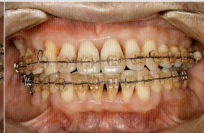 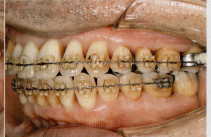

1-21 〜 1-23　再生療法後 6 カ月，歯周組織の安定が確認されたため，前歯部の反対咬合の改善，┌8 を抜歯した ┌7 部へ移動するため，矯正治療を開始

前歯部は，歯根間距離が狭いため，simplified papilla preservation technique にて切開を行い，その後は臼歯部と同様の処置を行った（1-14〜1-20）．術後半年で歯周組織の安定が確認されたため，前歯部の反対咬合の改善，ならびに抜歯した ⎤7 部へ 8⎤ を移動するため，矯正治療を行った（1-21〜1-24）．現在，術後4年が経過しているが，歯周組織は安定しており，骨欠損部の改善・安定も認められる（1-25〜1-30）．

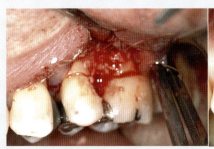

1-12 徹底的なデブライドメントと露出根面の SRP を行った後，EDTA で根面処理し，エムドゲイン® を骨欠損部に塗布して骨移植材を充填

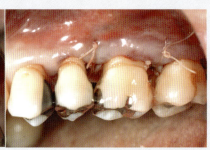

1-13 改良型マットレス縫合で歯肉弁を戻して創を閉鎖

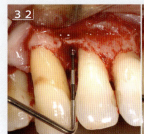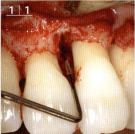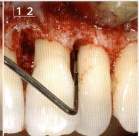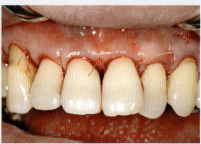

1-17〜1-19 深い垂直性骨欠損が認められる

1-20 臼歯部と同様に，徹底的なデブライドメント後，EDTA で処理し，エムドゲイン® を塗布して骨移植材を充填し，縫合

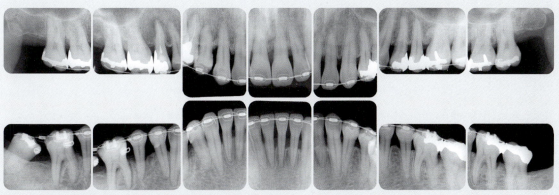

1-24 矯正治療開始後2年．骨欠損の改善が認められる

Case 1 治療経過と結果②

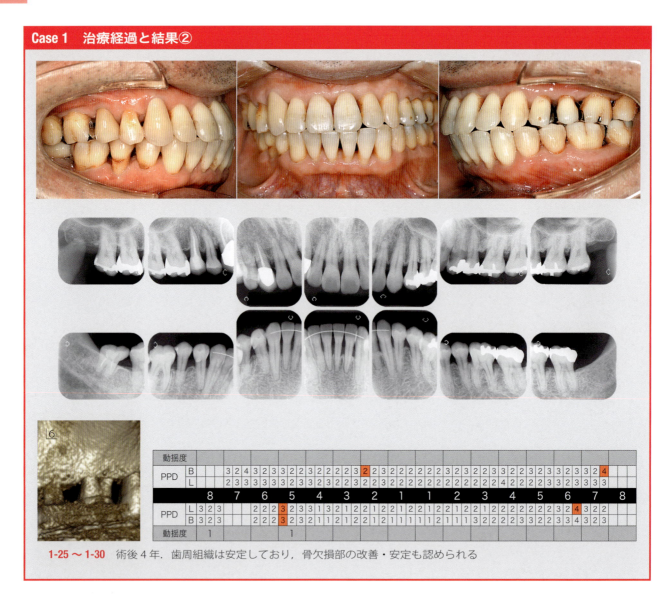

1-25 〜 1-30 術後4年．歯周組織は安定しており，骨欠損部の改善・安定も認められる

まとめ

　垂直性骨欠損は，臨床で目にする機会の多い徴候である．歯周病の進行による骨吸収の結果として現れることが多いが，歯の傾斜によって近接した歯同士のCEJの高さの違いによって現れる場合や，過度に歯肉縁下に設定されたクラウンマージンが生物学的幅径を侵したために生じる場合もある．

　また，垂直性骨欠損の進行に関しては，年長者に見受けられるような長い年月をかけて継続的にゆっくり進行する場合や，一時的に進行したが，その後は安定しているような断続して進行する場合，侵襲性歯周炎にみられるように急速に進行する場合もある．

　したがって，その対処としては，適切な診査，診断による病因の把握，科学的根拠に基づいた治療の必要性ならびにその方法の吟味が必要である．

Case 2　参考症例；骨整形にて対応した症例

　40歳代，男性．全顎にわたる歯周治療を希望して当院に来院．診査の結果，中等度から重度の広汎型慢性歯周炎と診断した．歯周基本治療後の再評価においても，|6 の口蓋側は深い歯周ポケットが残存していたため，歯周外科治療を行うこととした．

　歯肉剥離しデブライドメント後，骨欠損形態を確認すると，口蓋根を取り囲むように垂直性骨欠損が存在した．同部の垂直性骨欠損は 3mm に満たないため，再生療法は適応ではないと判断し，フローチャート（P.79参照）に従い，切除療法として骨整形を選択した．結果として歯肉退縮を起こしたが，PPD は 3mm 以下となり，良好に経過している．

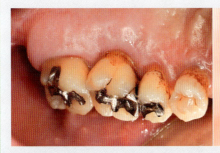
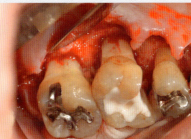

2-1　術前
　　　|6 は口蓋から隣接面にかけて 6mm の PPD が認められる

2-2　歯周外科時
　　　3mm に満たない垂直性骨欠損が認められる．フローチャートに従い，骨整形にて対応

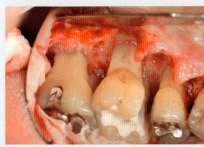
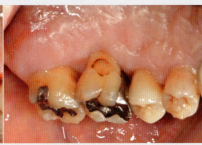

2-3　骨整形後

2-4　メインテナンス時
　　　PPD は 3mm に満たない

ChapterIII 個別の病態に対する処置法を考える

4 侵襲性歯周炎
― 進行性の歯周炎はすべて侵襲性なのか？―

侵襲性歯周炎の理解

　臨床の場において侵襲性歯周炎と思われる重度の歯周病患者に遭遇することがある．一般的に年齢の割に歯周病の進行度が高い患者は，直ちに侵襲性歯周炎と診断しがちであるが，付着の喪失を病変の徴候とする歯周炎はそのほかにも，慢性歯周炎，遺伝疾患に伴う歯周炎，壊死性潰瘍性歯周炎などがある．そのため，個々の疾患の鑑別診断が必要となるが，なかでも一般の歯科医院に来院する頻度の高い慢性歯周炎と侵襲性歯周炎との鑑別診断が重要である．

　侵襲性歯周炎と慢性歯周炎の徴候を図1，2に示す．これを参考に，以下の臨床的な点について考察する．

1．"若い＝侵襲性歯周炎"？

　以前の歯周病の分類は，若年性歯周炎や早期発症型歯周炎，そして成人性歯周炎と対象年齢に焦点を当てた分類であったが，実際の臨床では診断を行う以前の進行状況や進行速度を確認するのが困難なため，現在では年齢の定義をなくした分類となっている[1]．このことは，30〜40歳代といった中間年齢層においては，年齢による鑑別診断が特に困難であることを意味している．

　また，侵襲性歯周炎でもその発症が遅れることや，慢性歯周炎がまれに若年者に発症する可能性[2]も考慮すると，年齢と付着の喪失量や骨吸収量という単純な対比では鑑別診断は困難である．

2．"細菌検査で *Aa*（＋）＝侵襲性歯周炎"？

　慢性歯周炎は不特定のさまざまな細菌の感染によって発症するが，侵襲性歯周炎は *Aa*（*Aggregatibacter actinomycetemcomitans*）や *Pg*（*Porphyromonas gingivalis*）といった特定の細菌と関連があるため，PCR法を用いた細菌検査で *Aa*（＋）であれば侵襲性歯周炎とする傾向にある．確かに現在の侵襲性歯周炎に含まれた以前の分類における若年性歯周炎患者では，高頻度に *Aa* に対する血清抗体価が高いとする報告[3]があるが，一方で明らかに広汎型侵襲性歯周炎の病態を示す患者のうち細菌検査で *Aa* が認められたものは約35％にしかすぎず，同じく明らかに慢性歯周炎の病変を有する患者のうち *Aa* が認められたものは約20％であり，さらにコントロールとして調べた健常者においても約10％で *Aa* が検出され，3者の間で統計学的有意差は認められなかったという報告もある[4]（図3）．

▼広汎型侵襲性歯周炎の患者のうち細菌検査で *Aa* が認められたものは約35％で，慢性歯周炎の患者でも約20％が認められた（Riep 2009）

- 急速な付着の喪失と骨吸収が認められる
- 歯周炎に罹患していることを除けば，患者は臨床的には健康である
- 家族集積性である
- 微生物性堆積物の量と歯周組織の破壊程度は一致しない
- 特定の細菌との関連性（Aaの相対的割合が上昇する．また Pg の割合が上昇する場合もある）
- 貪食細胞の異常
- プロスタグランディン E2，インターロイキン 1 β のレベルを上昇させるような過剰反応を発現型とするマクロファージが存在する
- 急速な付着の喪失や骨吸収が自然に収束することもある

図1 侵襲性歯周炎（Aggressive periodontitis）（Consensus report. *Ann periodontol.* 1999; **4**: 53.）

- 一般的に成人に見られるが，小児や青年にも発症する
- 歯周組織破壊の程度と局所因子の存在とが一致する
- 歯肉縁下歯石がよく認められる
- さまざまな細菌との関連性
- 進行は緩徐であるが，急速に進行する期間もある
- 局所的な素因となりうる因子と関連がある時がある
- 全身疾患と関連がある．また全身疾患によって増悪することもある
- 全身疾患以外にも喫煙や精神的ストレス等の因子によって増悪する

図2 慢性歯周炎（Chronic Periodontitis）（Consensus report. *Ann periodontol.* 1999; **4**: 38.）

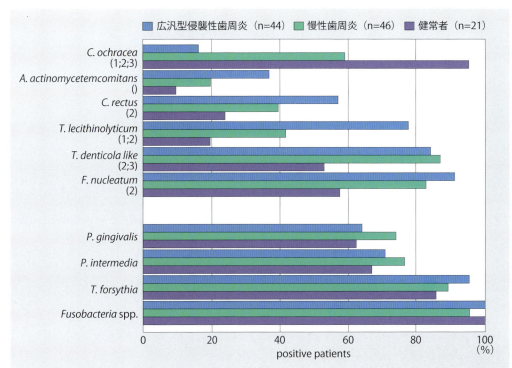

図3 侵襲性歯周炎患者，慢性歯周炎患者，健常者における各種推定歯周病原菌の検出率（Riep 2009[4]）

このことは，サンプリングの問題など細菌検査自体が有する薄弱性に問題があったかもしれないが，*Aa* が健常者からも検出されていることを考えると，*Aa* が認められれば侵襲性歯周炎，認められなければ慢性歯周炎といった単純な鑑別診断はそもそも理にかなわないことになる．

3．局所因子（Local factor）の存在

慢性歯周炎の特徴の一つは，プラークまたはその付着を促進する歯石や不良補綴物の存在と，病変の徴候である付着の喪失や骨吸収の存在が一致することである．言い換えれば，歯周炎を引き起こす原因が明らかに存在して，なるべくしてなったのが慢性歯周炎であり，生活習慣病の一つとして捉えられる病型を呈している．

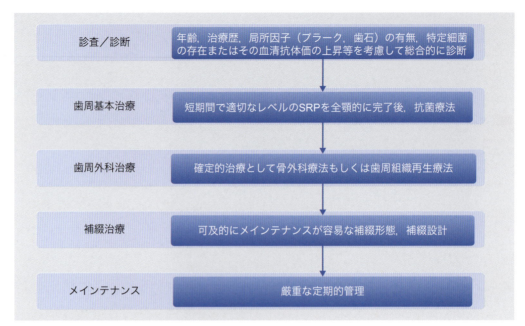

図4 侵襲性歯周炎の治療フローチャート

> 侵襲性歯周炎の特徴は，プラークの付着量と相対的な関係がなく，病状が進行することである（Lang 1996）

その逆に侵襲性歯周炎の特徴は，プラークの付着量と相対的な関係がなく，病状が進行することである[5]．プラークや歯肉縁下歯石の量は少ないが，付着の喪失や骨吸収量は多いので，歯周基本治療から始まるプラーク除去療法としての歯周治療の効果が現れにくく，難治性の傾向を示す．

これらのことから，プラークコントロールが良好で明らかな歯肉縁上・縁下歯石も認められないが，歯周組織の喪失が顕著な場合は侵襲性歯周炎であると診断してもいいかもしれない．

> 慢性と侵襲性の違いは，特定の細菌の関与というよりも，プラークに対する宿主の反応の差によって生じている

以上のことから，両者の違いは，特定の細菌の関与というよりも，プラークに対する宿主の反応の差によって生じている．

いわゆる慢性歯周炎患者では，大量の歯肉縁下歯石が長期間存在した結果，付着の喪失が起きる．その場合は，プラークに対する宿主の反応閾値が高いことが多く，大部分の歯石を除去するだけでも治癒傾向を呈するので，治療としてはおおまかなSRPのみでも治癒することもある．一方，少量のプラークにも過剰に宿主反応を見せるのが侵襲性歯周炎患者であり，その場合は少量のプラークの存在も許されないので，治療上，徹底的な抗菌療法を併用した歯周基本治療とメインテナンス，ならびに確定的治療としてのポケット除去がより必要となる（図4）．

また，現在用いることのできる断片的な臨床的手法によって正確に慢性か侵襲性かの鑑別診断を正確に行うのは困難である．経年的な変化を追い続けることによって初めて明らかになる場合も多く，特に初診時の場合や喫煙など他のリスクファクターが存在する場合は両者を正確に判別することは困難であり，そのような場合は臨床的にその必要性がないかもしれないことを理解する必要がある．

Case 1 初診時

　20歳代，男性．他院にて侵襲性歯周炎と診断され治療を行っていたが，治療終了後もしばしば臼歯部の歯肉の腫れ，自発痛を感じていたため，当院に来院した．

　視診では，臼歯部の辺縁歯肉に若干の腫脹と発赤が認められた（**1-1～1-5**）．歯周組織検査では，全顎的に深い歯周ポケットがあり，2度以上の動揺が認められた（**1-6**）．またX線写真では，上下顎両側臼歯部の広範囲に垂直性骨欠損が認められた（**1-7**）．

　診査の結果，広汎型重度侵襲性歯周炎と診断した．

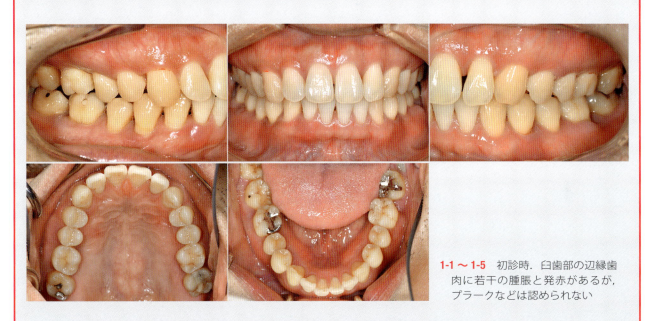

1-1～1-5 初診時．臼歯部の辺縁歯肉に若干の腫脹と発赤があるが，プラークなどは認められない

1-6 初診時の歯周組織検査結果．全顎的に深い歯周ポケットがあり，2度以上の動揺が認められた

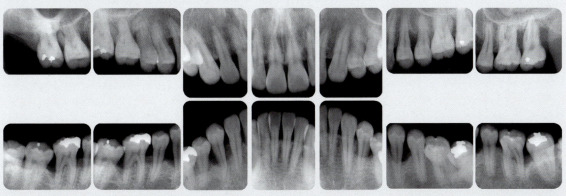

1-7 初診時のX線写真．臼歯部の広範囲に垂直性骨欠損が認められた

ケースアセスメント（病因）と予後判定

Case1 における治療上重要な因子，つまり予後に影響を与える因子（図5，6）の中からその状態を考慮し，判定基準に則り予後判定を行う．

まず患者レベル因子をみてみると，「プラークコントロールは良好」「非喫煙者」「良好なコンプライアンス」「全身的健康」「経済的制限がない」と予後を良くする因子が揃っている反面，「年齢の割に臼歯部における歯周病の進行度がきわめて高い」「母親が重度歯周病により早期に抜歯経験あり」と予後を悪くする因子も認められる．そのため，口腔内全体の予後判定は Guarded となる．

患者レベル： **Guarded**

一方，問題となっている臼歯部の歯牙レベル因子をみてみると，「生活歯である」「骨欠損形態の多くは3壁性もしくは2壁性」「カリエス等の理由による補綴予定がないため，治療計画の中で与えられる重要性が低い」と予後を良くする因子がある一方，「年齢を考慮した場合に骨吸収量が大」「根分岐部病変あり」「歯冠−歯根比が悪い」「上顎臼歯部の動揺度は大」と予後を悪くする因子も存在する．ゆえに臼歯部の予後判定は Poor とした．また，7| は動揺度が3度のため Hopeless とした．

臼歯部： **Poor**　　|7： **Hopeless**

> 重度の侵襲性歯周炎の治療では，機械的なデブライドメントに加えて，抗菌療法を併用することが推奨されている（Lang 1996）

一般に重度の侵襲性歯周炎の治療は，その難治性ゆえにスケーリング，ルートプレーニング等の一般的な歯周治療である機械的なデブライドメントに加えて，抗菌療法を併用することが推奨されている[6]．その理由は，侵襲性歯周炎では推定歯周病原菌である *Pg*, *Aa*, *Tf* (*Tannerella forsythia*) が病的歯周組織内から検出される[7]ことから，これらは歯周組織内に生存し機械的デブライドメントから逃れることができるため，抗菌療法を併用することでそれらに対して直接作用させ，除菌を行う必要があるからである．

Haffajee ら[8]は抗菌療法を併用した歯周治療の効果について，併用しない場合より有意に優れており，さらに慢性歯周炎患者よりも侵襲性歯周炎患者のほうがその効果（アタッチメントゲイン）は大きかったと報告している．また，抗菌薬の種類についても言及しており，テトラサイクリン，メトロニダゾール，メトロニダゾールとアモキシシリンの併用が統計学的な有意差をもってアタッチメントゲインが得られたとも報告している．現在，抗菌療法に用いられる抗菌薬はさまざまあり，その選択については，それぞれの抗菌薬のもつ抗菌スペクトルや合併症の違いによって症例ごとに選択する必要がある（図7，8）．

本症例では，すべての治療処置の前に唾液を用いた細菌検査を行ったが，*Pg*, *Aa*, *Tf* は検出されなかった．このことは，上記の細菌の影響が少ないか，もしくは検査時の条件の影響のせいかもしれない．しかしながら，このような場合はターゲットにする歯周病原菌を決めることができないので，より広い抗菌スペクトルをもった抗菌薬の選択が求められる．結果として，①幅広い抗菌スペクトルをもつ，②病型として診断され

年齢	
全身疾患	
個々の歯の予後判定	
進行度	
患者協力度	
経済状態	
家族歴	
歯科医師の知識／能力	
口腔習癖／嗜好	
その他	

図5　予後判定に影響する患者レベルの因子

骨吸収量	エンド病変
プロービングポケットデプス	カリエス
骨欠損形態	歯牙の位置／咬合関係
根分岐部病変の有無／程度	治療計画の中での重要度
動揺度	術者の知識と技術
歯冠－歯根比	その他
根形態	

図6　予後判定に影響する歯牙レベルの因子（臼歯部）

■ **Metronidazole**
：*Porphyromonas gingivalis*, *Prevotella intermedia* が優位な難治性歯周炎

■ **Clindamycin**
：Peptostreptococcus, β-hemolytic streptococci, oral Gram-negative anaerobic rods が優位な再発性歯周炎

■ **Doxycycline or Minocycline**
：*Actinobacillus actinomycetemcomitans* が優位な場合であるが，他の菌も優位な場合は効果が限定

■ **Azithromycin**
：さまざまな菌に有効．正常組織ならびに炎症性組織到達性に優れる

■ **Ciprofloxacin**
：enteric rods, pseudomonads, staphylococci, *Actinobacillus actinomycetemcomitans* に有効．炎症性組織到達性に優れる

■ **Metronidazole + Amoxicillin**
：若年性歯周炎ならびに成人の難治性歯周炎としての侵襲性歯周炎における *Actinobacillus actinomycetemcomitans*, *Porphyromonas gingivalis* に対しては特に有効

■ **Metronidazole + Ciprofloxacin**
：anaerobic-enteric rod に対して有効

図7　歯周治療に用いる抗菌薬の選択（Slots J (Research, Science and Therapy Committee). Systemic antibiotics in periodontics. *J Periodontol*. 2004; **75**: 1553-1565.）

図8　歯周治療に用いる抗菌薬の一般的な処方例（Slots J (Research, Science and Therapy Committee). Systemic antibiotics in periodontics. *J Periodontol*. 2004; **75**: 1553-1565.）

■ **Metronidazole**
：500 mg　1日3回　8日間

■ **Clindamycin**
：300 mg　1日3回　8日間

■ **Doxycycline or Minocycline**
：100～200 mg　1日1回　21日間

■ **Ciprofloxacin**
：500 mg　1日2回　8日間

■ **Azithromycin**
：500 mg　1日1回　4～7日間

■ **Metronidazole + Amoxicillin**
：250 mg　それぞれ1日3回　8日間

■ **Metronidazole + Ciprofloxacin**
：500 mg　それぞれ1日2回　8日間

た広汎型侵襲性歯周炎の治療に対して有効である[9]，③侵襲性歯周炎と一定の関わりをもつ *Aa* の除去に有効である[10]，といった理由により，アモキシシリンとメトロニダゾールによる抗菌療法を SRP と併用して行うこととした．

また，その結果として総菌数や推定歯周病原菌数を減少させることで，その後に行う垂直性骨欠損に対する歯周組織再生療法の効果を高めることが報告されている[11]．侵襲性歯周炎という先天的に予後が不安定になる因子を抱えた患者の長期的な安定のため，本症例においては再生療法で歯周環境の整備を行うことによって臼歯部の予後判定が Poor から Guarded に向上することを期待した．

▼
SRP に抗菌療法を併用し，総菌数や推定歯周病原菌数を減少させることで，その後に行う垂直性骨欠損に対する歯周組織再生療法の効果が高まる（Heitz-Mayfield 2006）

臼歯部の予後判定：　**Guarded**

Case 1 治療経過と結果

歯周基本治療として，Hopeless の |7 の抜歯，アモキシシリンとメトロニダゾールの抗菌療法（それぞれ 250mg，1 日 3 回，7 日間）を併用したフルマウスディスインフェクションを行った．その後の経過観察では，特に重篤な術後合併症は発生しなかった．そして再評価の結果，PPD ならびに BOP の大幅な改善が認められたものの，歯周基本治療後も広範囲にわたって垂直性骨欠損が存在し，深い PPD が臼歯部に認められたため，その改善を目的に歯周組織再生療法を行った（1-8）．

外科処置に先立ち，過度の動揺が認められた歯はワイヤーを用いて暫間固定した．フラップを開け，徹底的にデブライドメントを行い，垂直性骨欠損部に骨移植材と混ぜた成長因子製剤を満たし，歯肉弁を縫合した（1-9〜1-13）．この一連の処置を上下顎両側の臼歯部に行った．そして，最後の外科処置から半年後に再評価を行い，暫間固定を除去した．再評価の結果，大幅な PPD，BOP，動揺度の改善が認められたため，SPT に移行した．術後 1 年の X 線写真では，術前と比べて明らかな骨欠損部の改善が認められた（1-14〜1-20）．術後 2 年経過時でも良好な状態で安定している（1-21）．

1-8 抗菌療法後の歯周組織検査結果．PPD ならびに BOP の大幅な改善が認められたが，深い PPD が臼歯部に認められた

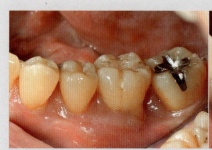

1-9 術前の下顎臼歯部

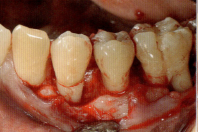

1-10, 1-11 フラップを開け，徹底的にデブライドメントを行った．|4 6 には深い垂直性骨欠損が認められる

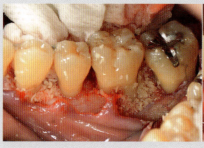
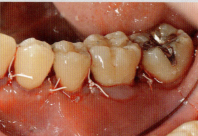

1-12 垂直性骨欠損部に骨移植材と混ぜた成長因子製剤を満たした

1-13 改良型マットレス縫合にて歯肉弁を戻して創を閉鎖

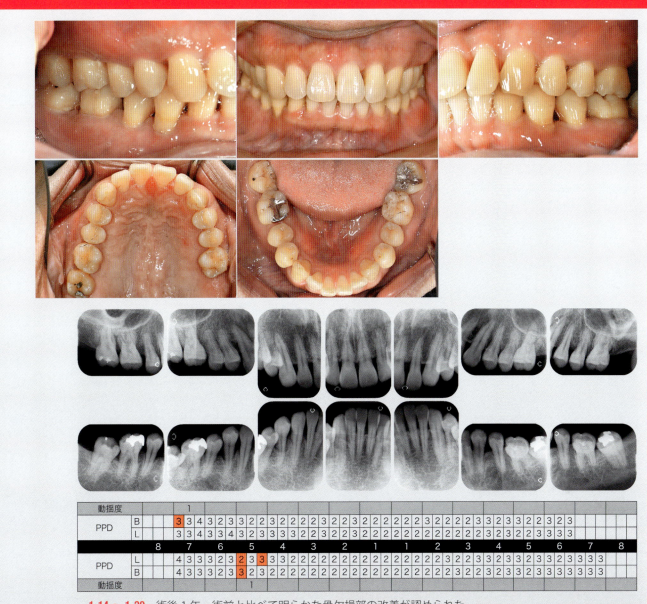

1-14〜1-20　術後1年．術前と比べて明らかな骨欠損部の改善が認められた

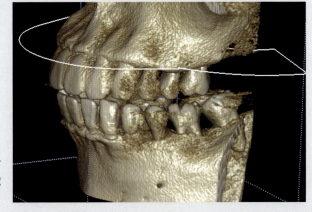

1-21　術後2年のCT画像
外科処置時に認められた⌐4 6の垂直性骨欠損の大幅な改善が認められる

まとめ

侵襲性歯周炎は慢性歯周炎と違い，急速なアタッチメントロス，歯槽骨吸収を起こすことから，早期の積極的な治療アプローチが求められる．そのために必要なことは，早期に診断，治療を行うことである．一般的な慢性歯周炎は進行が緩徐なので経過観察をしながらの対応も可能であるが，侵襲性歯周炎はより迅速な対応が必要なことを患者ならびに術者も理解しなければならない．

Case 2　参考症例；慢性歯周炎

50歳代，男性．近隣歯科医院にてSPTを受けていたが，歯肉腫脹の発生が頻発するため，専門的歯周治療を求めて当院に来院．初診時診査の結果，プラークコントロールが不十分であり，喫煙習慣が認められた．X線診査の結果，全顎にわたって重度の垂直性・水平性骨欠損が認められた．また，それに呼応するように深いPPDが存在し，同部には歯肉縁下歯石が存在していた．以上の診査結果から，患者レベル因子においても，歯牙レベル因子においても，歯周病を誘発する局所因子，つまりプラークの存在を示唆する所見が多く存在する．また，歯周病のリスクファクターである喫煙習慣も認められる．よって，本症

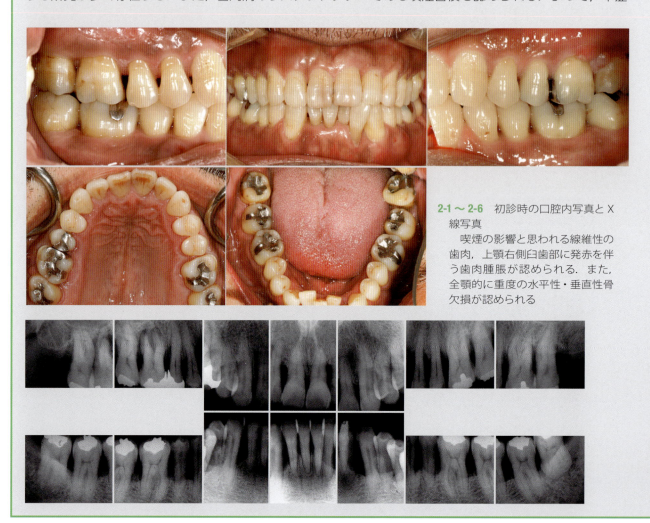

2-1～2-6　初診時の口腔内写真とX線写真
喫煙の影響と思われる線維性の歯肉，上顎右側臼歯部に発赤を伴う歯肉腫脹が認められる．また，全顎的に重度の水平性・垂直性骨欠損が認められる

例は，歯周病の病因が明確な症例として，広汎型重度慢性歯周炎と診断した．

　本症例においては，病因の除去として，セルフプラークコントロールの向上と禁煙指導を行い，患者レベルでの予後を好転させることに努めた．その後，SRPなどの歯周基本治療を終了した段階で，BOPなどの炎症状態を表す値が大きく改善した．そして，残存した深いPPDへの対応として，垂直性骨欠損の改善のための歯周組織再生療法を全顎的に行った．

　禁煙の継続，プラークコントロールの持続によって，SPT時においても歯周組織は安定している．

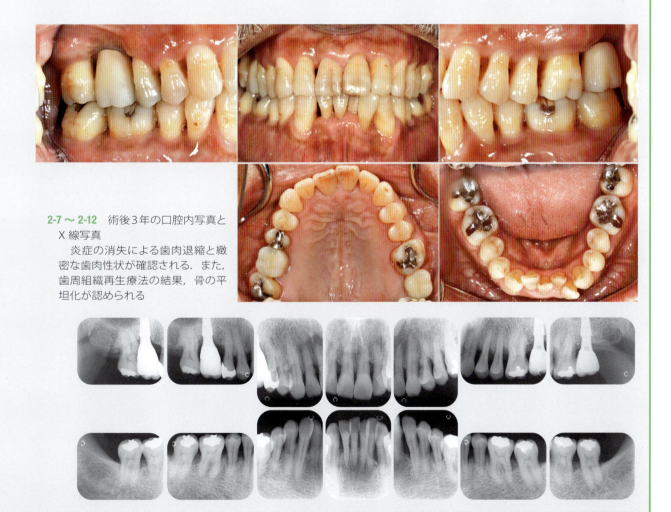

2-7〜2-12 術後3年の口腔内写真とX線写真
　炎症の消失による歯肉退縮と緻密な歯肉性状が確認される．また，歯周組織再生療法の結果，骨の平坦化が認められる

ChapterIII 個別の病態に対する処置法を考える

5 咬合性外傷
― 外傷を与える咬合とは何か？―

咬合性外傷に関する文献的報告

　咬合性外傷とは，咬合力の結果として付着器官内に組織変化をもたらす外傷と定義されている（**図1，2**）[1]．つまり，咬合接触により歯周組織に伝わる力によって，歯周組織に変化が生じる現象をいう．

　咬合力によって歯周組織の破壊，すなわち付着の喪失が起こりうるのかという論議は古く20世紀前半より始まっていた．Weinmann[2] は，ヒトの組織切片より歯周病の進行と咬合との関係を調べた結果，歯周病は辺縁歯肉より始まり，血管を通じて歯槽骨へと波及するという一連の炎症過程の進行とは関係があるが，咬合がその炎症過程の進行を助長した証拠を見つけることはできなかったと報告している．

　その後，GlickmanとSmulow[3] によって同様の実験が行われ，歯周病の進行時に過度の咬合力が加わると，それにより違った炎症の波及経路が加わる結果，歯周病と咬合性外傷の2つの因子によって歯周組織破壊が進む，いわゆる共同破壊因子説が唱えられた．しかしながらWaerhaug[4] は，その説に異論を唱え，咬合による炎症の波及経路変化は起きないこと，ただプラークの存在のみによって歯周病は進行すると報告した．

　その後，数々の動物実験の結果，実験的歯周炎の進行は，プラークによる炎症の存在下では咬合力によってその進行が加速する可能性はあるが，炎症のコントロールがなされた場合，咬合力単独による歯周炎の進行（結合組織性付着の喪失）は起こりえないことが組織学的に確認された．

▼ 歯周病の進行時に過度の咬合力が加わると，違った炎症の波及経路が加わり，歯周病と咬合性外傷の2つの因子によって歯周組織破壊が進む（「共同破壊因子説」Glickman 1962）

▼ 咬合による炎症の波及経路変化は起こらず，プラークの存在のみによって歯周病は進行する（Waerhaug 1979）

- ■動揺度の悪化
- ■フレミタス
- ■咬耗
- ■歯牙移動
- ■歯冠／歯根破折
- ■歯髄症状

- ■歯根膜腔の拡大
- ■歯槽硬線の肥厚／消失
- ■垂直性骨欠損
- ■根分岐部の骨吸収
- ■歯根吸収
- ■顎骨硬化像／吸収像

図1 咬合性外傷の臨床的徴候ならびに症状

図2 咬合性外傷のX線写真上の徴候

表1 重要な交絡因子を統計学的に処理した場合の咬合不調和の改善の有無によるPPDの変化率（Harrel 2001[5]）

Treatment Group	Adjusted Change in Probing Depth Per Year	95%CI
Untreated occlusal discrepancy*	0.167	0.069, 0.265
No occlusal discrepancy	−0.004	−0.055, 0.048
Treated occlusal discrepancy	−0.027	−0.101, 0.047

＊ Statistically significant increase in probing depth per year (p<0.001).

図3 咬合調整の歯周治療の効果への影響（Burgett 1992[7]）

―咬合調整によってもたらされる効果は限定的であるともいえる―

- ○■咬合調整の有無は治療後のアタッチメントレベルの変化に若干好影響を与える
- ×■咬合調整の有無は治療後のPPDの変化に影響を与えない
- ×■治療前の動揺度の大小は咬合調整の有無による歯周治療の反応に影響を与えない
- ×■治療前の歯周病の重篤度の大小は咬合調整の有無による歯周治療の反応に影響を与えない
- ×■治療内容の差（非外科治療か外科治療）は咬合調整の有無による歯周治療の反応に影響を与えない

▼
咬合不調和の改善は歯周治療において必要であるが，その効果は臨床的にわずかなものである

▼
歯周治療中に咬合不調和の改善を行った結果，CALは若干の改善が認められたが，PPDに関しては行わなかった場合と比べて変化がなかった（Burgett 1992）

　一方，ヒトを用いた臨床研究では，咬合不調和（Occlusal discrepancy）と歯周病に関する報告が多数行われた．本来ならば咬合性外傷は咬合による組織内の変化を表すのだが，臨床的にはそれを確かめることができないため，咬合不調和の存在をもって外傷を与えている咬合であると便宜的に定めたからである．

　HarrelとNunn[5]は，中心位から中心咬合位へ1mm以上のスライドをもたらす早期接触ならびに臼歯部非作業側干渉を咬合不調和の存在とみなし，咬合調整による改善を行ったグループとそのままのグループ，さらに咬合不調和がないグループとの経年的なPPDの変化を比べた結果，咬合不調和が存在したが，それを改善したグループが最もPPDの減少量が多く，次いで咬合不調和がないグループ，そして咬合不調和が存在しそれを放置したグループと続いた（表1）．つまり，咬合不調和の改善は歯周病の治療において必要と結論づけたのである．

　しかしながら，本論文でもその効果は臨床的にわずかなものであり（咬合不調和を治療しなかった場合，統計学的処理を行う前の実際のPPDの平均増加率は0.066mm/年），他の論文では咬合不調和と歯周病の進行を否定するものもある[6]．またBurgettら[7]は，歯周治療中に咬合不調和の改善を行った結果，CALは若干の改善が認められたが，PPDに関しては咬合不調和の改善を行わなかった場合と比べて変化がなかったと報告している（図3）．以上のことを考えると，咬合不調和の改善が歯周治療にもたらす効果はあるが，臨床的には限定的であり，実際の歯周治療においては絶対に必要なものではないともいえる．

> 一般的に多数の成人に咬合不調和が認められるが，多くの咬合不調和を有する歯に過大な動揺はない（Nunn 2001）

そもそも，前述のように咬合不調和と咬合性外傷は同じではない．咬合不調和が必ずしも咬合性外傷を引き起こしているわけではないことを再認識しなければならない．一般的に多数の成人に咬合不調和が認められるが，NunnとHarrel[8]の報告（咬合不調和のある歯の94％は動揺度が0もしくは1）にもあるように，多くの咬合不調和を有する歯に過大な動揺がないことを考えると，咬合調整を行うことがその歯の歯周病の管理に必要であるとは考えにくい．当然，歯周病の管理のための咬合様式として犬歯誘導を奨める科学的根拠は皆無である．

結論としては，過度の咬合力やそれを惹起する咬合様式が必ずしも歯周組織の破壊をもたらすわけではない．よって，咬合療法は歯周治療の一環として必ずしも必要なものではない．しかしながら，すでに炎症によって歯周組織の破壊が始まっており，その破壊が咬合力によって明らかに増悪している場合，咬合療法を適用することが必要な時もあると考えられる．したがって，実際の臨床ではどのような"咬合"によって外傷が起きているのかを同定して対応しなければならない（図4）．

Case 1　初診時

50歳代，女性．歯の動揺と歯肉腫脹を主訴に来院した．主訴と関連のある全身病歴はないが，ブラキシズムを自覚していた．視診では，上顎前歯部ならびに臼歯部に特に強い歯肉の発赤，腫脹が認められた（1-1〜1-3）．歯周組織検査の結果，BOPは全顎で高く，特に上顎の歯において深いPPD，2度以上の動揺が認められた（1-4）．そしてX線写真において，上顎前歯部ならびに臼歯部に根尖部を越える骨吸収像が認められ，小臼歯部でも50％の水平性骨吸収ならびに歯根膜腔の拡大が認められた（1-5）．

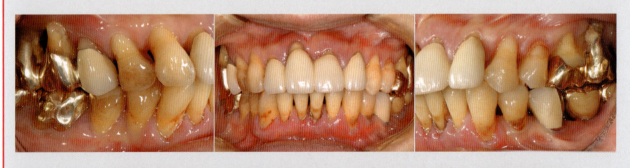

1-1〜1-4　初診時．上顎で特に強い歯肉の発赤，腫脹が認められた．また，全顎的にBOPが認められ，特に上顎歯で深いPPD，2度以上の動揺が認められた

臨床的徴候	●咬合性外傷の臨床的徴候ならびに症状（動揺度の増加，歯根膜腔拡大等）がある場合 　→　咬合療法の適用検討
不良習癖	●ブラキシズム，クレンチングがある場合 　→　ナイトガード等，各種可撤式装置装着
動的咬合分析 （タッピング運動時）	●フレミタス，早期接触がある場合 　→　咬合調整
動的咬合分析 （偏心運動時）	●Occlusal discrepancy（中心位と中心咬合位との間の1mm以上のズレ，非作業側干渉）がある場合 　→　咬合調整もしくは補綴によるアンテリアガイダンスの確立
静的咬合分析	●過度なアタッチメントロスの存在，低位咬合や欠損による前歯ならびに臼歯サポートの欠落がある場合 　→　連結固定，補綴による咬合サポートの再確立

図4　咬合療法のフローチャート

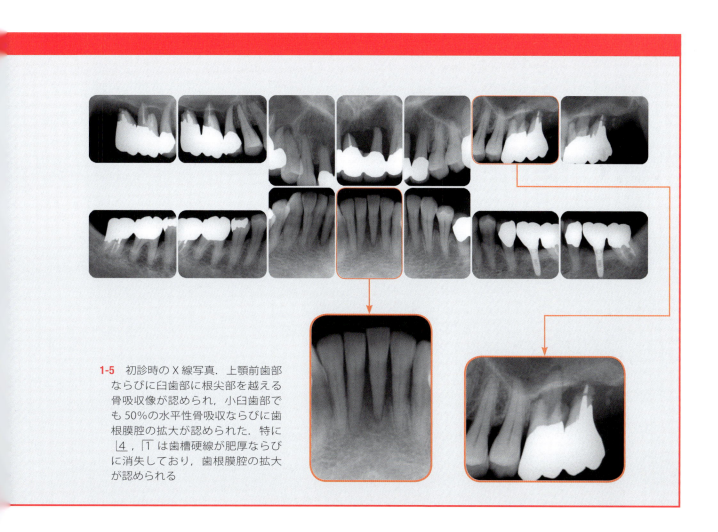

1-5　初診時のX線写真．上顎前歯部ならびに臼歯部に根尖部を越える骨吸収像が認められ，小臼歯部でも50％の水平性骨吸収ならびに歯根膜腔の拡大が認められた．特に 4｜，｜1 は歯槽硬線が肥厚ならびに消失しており，歯根膜腔の拡大が認められる

ケースアセスメント（病因）と予後判定

Case1 での咬合性外傷の直接的徴候は，残存歯全体の動揺と部分的に存在する歯根膜腔の拡大である．また，間接的徴候は，咬合面ファセットとブラキシズムの自覚である．その咬合性外傷の病因を考えると，すべての残存歯に対しては①不良習癖（ブラキシズム）であり，上顎残存歯に対しては②過度の歯周組織破壊，そして犬歯や小臼歯部では③前歯部や大臼歯部サポートの欠落があげられる．

それでは，本症例において治療上重要な因子，つまり予後に影響を与える因子（図5，6）のなかからその状態を考慮し，判定基準に則り予後判定を行う．

まず，患者レベル因子をみてみると，「プラークコントロール良好」「非喫煙者」「良好なコンプライアンス」「全身的健康」「経済的制限がない」と予後を良くする因子が揃っている反面，「年齢の割に臼歯部の歯周病進行度がきわめて高い」「ブラキシズムの自覚」と予後を悪くする因子も認められる．そのため，口腔内全体の予後判定は Guarded となる．

患者レベル： Guarded

そして，上顎大臼歯ならびに前歯の歯牙レベル因子をみると，「年齢を考慮した場合，骨吸収量が大」「根分岐部病変あり」「歯冠 - 歯根比が悪い」「連結している割には動揺度が大」と予後を悪くする因子しか存在しなかった．ゆえに大臼歯ならびに前歯の予後判定は Hopeless とした．

一方，残りの残存歯である上顎犬歯ならびに小臼歯に関しては，「生活歯である」「骨

年齢	
全身疾患	
個々の歯の予後判定	
進行度	
患者協力度	
経済状態	
家族歴	
歯科医師の知識／能力	
口腔習癖／嗜好	
その他	

図5　予後判定に影響する患者レベルの因子

骨吸収量	エンド病変
プロービングポケットデプス	カリエス
骨欠損形態	歯牙の位置／咬合関係
根分岐部病変の有無／程度	治療計画の中での重要度
動揺度	術者の知識と技術
歯冠 - 歯根比	その他
根形態	

図6　予後判定に影響する歯牙レベルの因子（上顎犬歯，小臼歯）

欠損形態は水平性」と予後を良くする因子がある一方,「動揺度が2度」「骨吸収量が大」「歯冠-歯根比が悪い」と予後を悪くする因子も存在する．ゆえに同部の予後判定はPoorとした．

上顎大臼歯，前歯： **Hopeless**　　　上顎犬歯，小臼歯： **Poor**

考えうる治療計画とそれをサポートする文献

Case1 においては，上顎犬歯ならびに小臼歯（|5 を除く）を保存することにしたが，支持骨の減少ならびに動揺があるそれらの歯への対処法について考察する．

1．歯の動揺と歯周治療との関係

歯周治療における歯の動揺についての報告では，咬合調整を含めた歯周基本治療後に動揺の大幅な改善が見られるが，その後に続く歯周外科等の処置後は動揺度に変化が起こらず，適切なメインテナンス下では若干の動揺の減少が徐々に生じるとされている[9]．

また，動揺度が歯周治療（外科処置）の効果に与える影響について調べた論文によると，最初の動揺の程度と治療後の付着の獲得量には関連性があり，動揺が少ない歯のほうが治療後のアタッチメントレベルの増加量が若干大きいと報告している．一方で，臨床的には動揺度の大きい歯も適切なメインテナンス下においては長期にわたって管理維持できることも報告している[10]．

▼ 臨床的には動揺度の大きい歯も適切なメインテナンス下においては長期にわたって管理維持できる（Fleszar 1980）

2．動揺歯への連結固定

歯周治療における動揺歯への連結固定の効果に関しては，歯周治療中に固定をしたグループとしないグループでは，治療結果に差がないことが報告されている[11, 12]．

そして，歯の動揺が支持力の減少した炎症のない健康な歯周組織に与える影響について調べた実験では，そのような歯ならびに歯周組織は動揺に適応しながら健康的に維持されることが報告されている[13]．

▼ 歯周治療中に固定をしたグループとしないグループでは，治療結果に差がない（Galler 1979）

以上のことから，たとえ動揺のある歯でも歯周治療によって動揺度の改善を見込むことができること，連結固定の効果は歯周治療の結果そのものには影響を与えないこと，動揺があったとしても適切な歯周治療によって炎症が消退した歯周組織は健康的に維持管理ができることがわかる．

そのため，本症例においては，ブラキシズムへの対応としてナイトガードの着用，そして残存歯への咬合性外傷の病因の一つである前歯部，大臼歯部の支持喪失を改善するため，同部にはインプラント補綴を，残存歯にはSC/SRPのみ行い，動揺度や咬合様式の改善のための歯周補綴は行わないことを決定した．その結果として，炎症の消退ならびに動揺の改善を行い，上顎残存歯の予後判定がGuardedになることを期待した．

上顎残存歯の予後判定： **Guarded**

Case 1　治療経過と結果①

　歯周基本治療として，ナイトガードの着用，TBI，SC，SRP，Hopeless 歯の抜歯を行った（1-6～1-9）．結果として再評価時には，上顎残存歯の BOP や PPD の減少が認められたが，動揺度に大きな改善は認められなかった．その後，上顎前歯欠損部には，チタンメッシュを用いた GBR を，上顎臼歯欠損部にはラテラルウィンドウ法によるサイナスリフトを行い，骨造成を行った．その後，同欠損部にインプラントを埋入し，上顎前歯部には顎堤形態の改善のために Ridge Augmentation を行った後，テンポラ

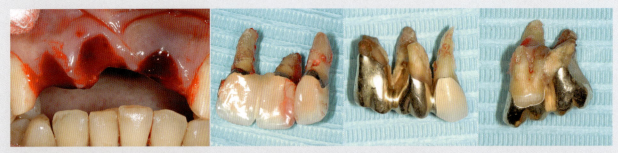

1-6 ～ 1-9　抜歯時．Hopeless の 2̱1̱|1̱ を抜歯．同様に 7̱6̱5̱|6̱7̱ についても抜歯した

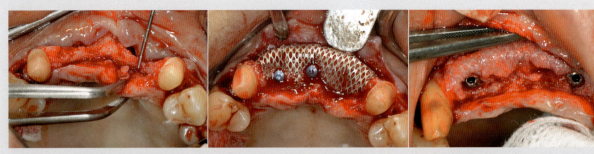

1-10, 1-11　前歯の抜歯から 2 カ月．顎堤の吸収が大きいため，骨造成を行った

1-12　前歯部インプラント埋入時
骨造成の結果，十分な骨量が得られたのでインプラントを埋入

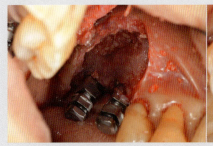
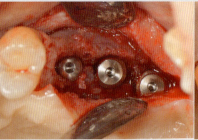

1-13, 1-14　臼歯部インプラント埋入時
サイナスリフト後，インプラントを埋入

1-15　二次オペ時
メインテナンスの向上のためにポンティック部に顎堤増大術を行った

リーアバットメント／クラウンを装着した（**1-10 〜 1-15**）．インプラントによるサポートを得た結果，上顎残存歯の動揺度には改善が認められ，最終補綴を行った（**1-16 〜 1-21**）．

　術後 3 年では，上下顎残存歯に 1 〜 2 度の動揺が認められるが，良好に管理されている（**1-22 〜 1-26**）．

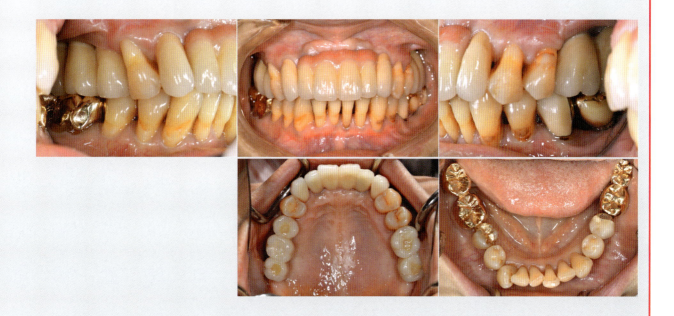

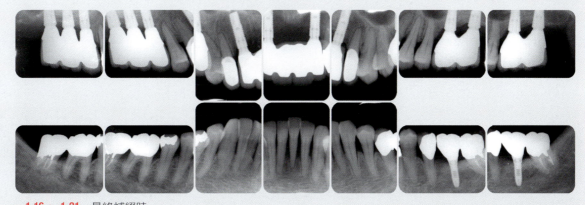

1-16 〜 1-21　最終補綴時
　インプラントによるサポートを得た結果，上顎残存歯の動揺度には改善が認められたため，最終補綴に移行した

Case 1　治療経過と結果②

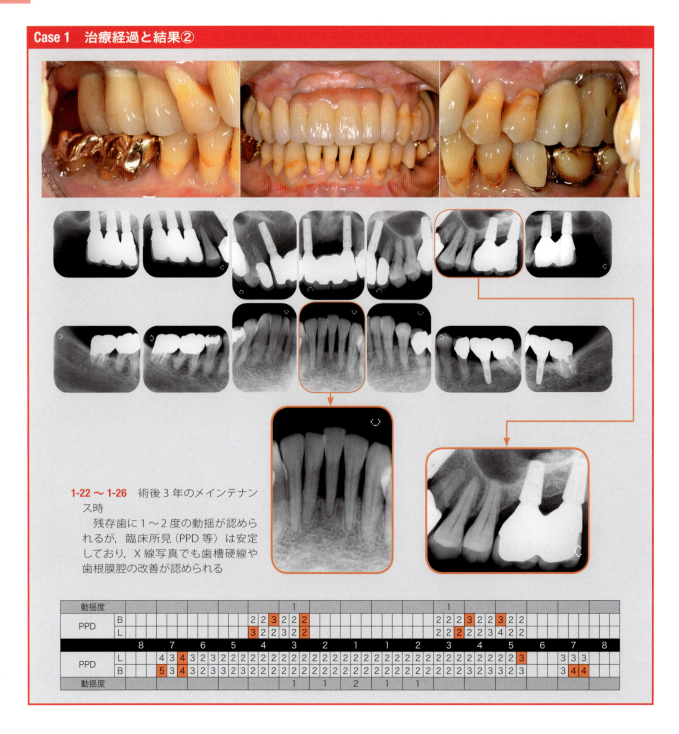

1-22〜1-26 術後3年のメインテナンス時
　残存歯に1〜2度の動揺が認められるが，臨床所見（PPD等）は安定しており，X線写真でも歯槽硬線や歯根膜腔の改善が認められる

まとめ

　咬合性外傷の診断，治療は慎重に行う必要がある．なぜならば咬合接触がない歯でも動揺がある場合もあるし，咬合面ファセットや早期接触等がある場合でも必ずしも動揺や歯根膜腔の拡大が認められるわけではないからである．

Case 2　参考症例；アンテリアガイダンスが消失している症例

　50 歳代，男性．精査希望で来院．患者は夜間のブラキシズムを自覚しており，全顎的に咬合面に咬耗が認められた．|6 近心には 6mm の PPD が存在しており，X 線写真上では同部に垂直性骨欠損，歯根膜腔の拡大が認められた．また，同歯の動揺度は 1 度で，著しい咬耗によるアンテリアガイダンスの消失により，同歯には非作業側干渉が認められた．歯周基本治療として，プラークコントロールの徹底とナイトガードの着用を指示し，その後，SRP を行った．非作業側干渉除去のための咬合調整は，咬頭が消失しているため，選択的咬合調整が不可能なので行っていない．その後の再評価で PPD や動揺度の減少が認められたため，SPT に移行した．メインテナンス時においても，PPD や動揺度は安定しており，X 線写真上では若干の垂直性骨欠損の改善が認められる．

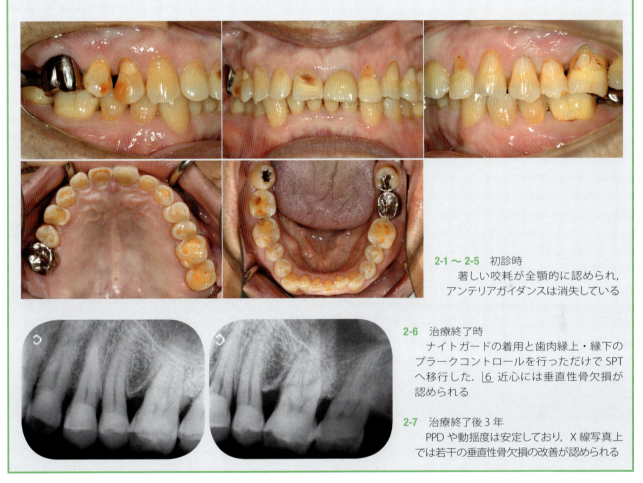

2-1 〜 2-5　初診時
　著しい咬耗が全顎的に認められ，アンテリアガイダンスは消失している

2-6　治療終了時
　ナイトガードの着用と歯肉縁上・縁下のプラークコントロールを行っただけで SPT へ移行した．|6 近心には垂直性骨欠損が認められる

2-7　治療終了後 3 年
　PPD や動揺度は安定しており，X 線写真上では若干の垂直性骨欠損の改善が認められる

　また，咬合性外傷の診断のもとに咬合療法を行うということは，歯の削合という不可逆的侵襲を当該歯に与えることを意味する．それは，後に歯髄症状やカリエスの発生を導く可能性もある．
　それゆえに，実際の症例では，本当にその歯は咬合の影響を受けた結果，歯周組織の崩壊を招いているのかを懐疑的に診査診断し，まずは炎症の消退を常に優先させ，咬合療法を必要最小限に行うことが推奨される．

ChapterIII 個別の病態に対する処置法を考える

6 歯肉退縮
― 根面被覆術によって得られた歯肉は長期の予後が見込めるか？ ―

歯肉退縮の予後に関する文献的報告

　日常臨床において，歯肉退縮が認められる患者に遭遇することは多く，患者が高齢になるほどその頻度が増すことは旧知の事実である[1]．

　歯肉退縮の原因（図1）としては，過剰なブラッシング等による機械的な外傷によって生じるもの，歯周病によって生じるアタッチメントロスによるもの，生まれつき歯肉や歯槽骨が薄いために生じるもの，歯牙が唇側に位置しているために生じるもの，歯牙表面の破折によるもの，小帯の付着位置異常によるものなど多岐に渡る．

　歯肉退縮が起こった場合，臨床的に大きな問題を起こさないため改善（治療）する必要がなく経過観察を行うことも多いが，知覚過敏，プラークコントロール不良，根面カリエス，審美障害を併発した際は積極的にその改善が求められることもある．

　歯肉退縮に対する処置としては，補綴修復治療によって根面を覆い知覚過敏や根面カリエスを治療する方法と，歯周治療によって露出根面を再度歯肉で覆う方法がある．後者は根面被覆術と呼ばれ，歯周治療の進化発展とともにさまざまな方法が考案され臨床応用されている（図2）．

　このように，特にアメリカでは広く一般的に適用されている根面被覆術であるが，その臨床応用には以下に示すような懐疑的な見方を耳にすることがある．

1. 被覆した歯肉は露出根面に付着するのだろうか？

　Harris[2]は，組織学的な研究によって上皮下結合組織を用いた根面被覆術の効果を調べたところ，露出根面と歯肉との間に長い上皮性の付着が得られる場合と，結合組織

▼
上皮下結合組織を用いた根面被覆術では，長い上皮性の付着が得られる場合と，結合組織性の付着が認められる場合がある（Harris 1999）

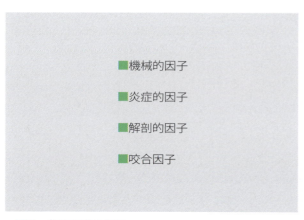

■機械的因子
■炎症的因子
■解剖的因子
■咬合因子

【有頸歯肉移植】
　歯肉弁側方移動術，歯肉弁歯冠側移動術など
【遊離歯肉移植】
　遊離歯肉移植術，上皮下結合組織移植術
【再生療法】
　エムドゲイン®，GTRなど
【他家歯肉移植】
　アロダーム，ムコグラフトなど

図1　根面露出の原因　　　　　　　　図2　根面被覆術の種類

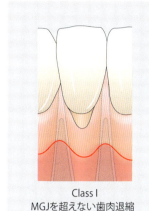

Class I	Class II	Class III	Class IV
MGJを超えない歯肉退縮	MGJを超える歯肉退縮	MGJを超える歯肉退縮で歯間部の付着の喪失を伴うもの，または位置異常歯に生じたもの	MGJを超える歯肉退縮で歯間部の過大な付着の喪失を伴うもの，または過大な位置異常歯に生じたもの

図3　Millerの歯肉退縮の分類（Miller 1985[8]）

性の付着が認められる場合があることを報告している．またMajzoubら[3]は，同様の実験によって，大部分は上皮性の付着であるが，根尖に向かうと結合組織性の付着が認められ，アンキローシスや歯根吸収などは認められなかったと報告している．さらにCarnioら[4]は，上皮性付着部は歯冠側2mm以下であり，大部分はセメント質再生を伴わない結合組織性付着が認められ，根尖部には一部新生セメント質と新生骨の形成による，いわゆる再生が認められたと報告した．また，Goldsteinら[5]も同様に新生セメント質による新付着が得られたと報告している．

▼ 上皮性付着部は歯冠側2mm以下であり，大部分はセメント質再生を伴わない結合組織性付着で，根尖部の一部には再生が認められた（Carnio 2002）

これらの報告を踏まえ，さらに組織学的研究の欠点であるサンプル数の少なさを考慮にいれると，組織学的にどのような付着様式が得られるかはケースバイケースであるとしか言いようがないようである．しかしながら，一連の臨床結果の報告をみると根面被覆術によって何かしらの"臨床的付着"が得られる，つまりプローブが入らない状況にまで歯周組織の付着が回復することは疑いようのない事実であるといえる．

2．被覆した歯肉は長期間安定する（長持ちする）のだろうか？

歯肉退縮に対する根面被覆術の予後に関する報告をみると，Nicklesら[6]は，MillerのClass I，II（図3）の歯肉退縮に対して結合組織移植術によって根面被覆を行った症例では，6カ月後に十分な量の根面被覆が得られ，経年的な喪失を伴いながらも10年後も十分な根面被覆状態を維持していたと報告している．また，McGuireら[7]は同様に，MillerのClass I，IIの歯肉退縮に対して上皮下結合組織移植術と歯肉弁歯冠側移動術を併用したもの，エムドゲイン®と歯肉弁歯冠側移動術を併用したものとの比較研究を行い，両者とも術前に比べて十分な根面被覆が得られ，それは10年後も維持していたと報告している（図4）．

▼ 根面被覆を行った症例では，6カ月後に十分な量の根面被覆が得られ，経年的な喪失を伴いながらも10年後も十分な根面被覆状態を維持していた（Nickles 2010）

以上の報告から，根面被覆は，それを達成する術式によっては，被覆部の部分的な経年的喪失を経験しながらも長期的に安定していることがわかる．

Parameter	Baseline Mean ± SD (Minimum, maximum)	Change Between Baseline and 1 - Year Mean ± SD (Minimum, maximum)	P for Baseline to 1 - Year Change	Change Between Baseline and 10 - Year Mean ± SD (Minimum, maximum)	P for Baseline to 10 - Year Change	Change Between 1- and 10 - Year Mean ± SD (Minimum, maximum)	P for Baseline to 1 - Year Change
歯肉退縮 (mm)							
CTG	4.00 ± 0.50 (3, 5)	3.89 ± 0.78 (2, 5)	0.004*	3.67 ± 1.12 (1, 5)	0.004*	−0.22 ± 0.44 (−1, 0)	0.500
EMD	4.00 ± 0.00 (4, 4)	3.78 ± 0.44 (3, 4)	0.004*	3.33 ± 0.87 (2, 4)	0.004*	−0.44 ± 0.53 (−1, 0)	0.125
P for CTG versus EMD			1.000		0.625		0.500
PD (mm)							
CTG	1.67 ± 0.71 (1, 3)	−0.22 ± 0.97 (−1, 2)	0.750	−0.11 ± 0.93 (−1, 2)	1.000	0.11 ± 0.33 (0, 1)	1.000
EMD	1.67 ± 0.71 (1, 3)	0.33 ± 0.71 (−1, 1)	0.375	0.22 ± 0.97 (−1, 2)	1.000	−0.11 ± 1.05 (−2, 1)	1.000
P for CTG versus EMD			0.234		0.563		0.750
CAL (mm)							
CTG	5.67 ± 0.87 (5, 7)	3.67 ± 1.22 (2, 6)	0.004*	3.56 ± 1.24 (1, 5)	0.004*	−0.11 ± 0.60 (−1, 1)	1.000
EMD	5.67 ± 0.71 (5, 7)	4.11 ± 0.78 (3, 5)	0.004*	3.56 ± 1.42 (2, 6)	0.004*	−0.56 ± 1.42 (−1, 3)	0.391
P for CTG versus EMD			0.531		1.000		0.344
角化組織の幅 (mm)							
CTG	2.56 ± 0.73 (2, 4)	1.33 ± 0.87 (0, 2)	0.016*	1.44 ± 0.73 (0, 2)	0.008*	0.11 ± 1.05 (−2, 2)	1.000
EMD	2.67 ± 0.71 (2, 4)	0.33 ± 0.50 (0, 1)	0.250	0.89 ± 1.27 (−1, 3)	0.125	0.56 ± 1.13 (−1, 3)	0.313
P for CTG versus EMD			0.047*		0.359		0.313

図4 根面被覆術の長期的予後（McGuire 2012[7]）
10年経っても1年後と比べて平均で0.2mmしか変化がない．また，術後のPPDも10年経っても平均で0.1mmしか変化しない（n = 9 Patients, 18 Teeth）

Case 1 初診時

　50歳代，女性．全顎的な歯周治療ならびに喪失部のインプラント治療を希望し，紹介を受けて当院に来院した．

　全身的に健康であり，プラークコントロールも良好であったが，臼歯部を中心に重度歯周炎罹患歯ならびにそれに起因した喪失歯が認められた（1-1 〜 1-5）．上顎前歯部頬側には歯肉退縮が認められ，特に|3には重度の歯肉退縮が存在していた．同部のPPDは近心頬側部にて10mmと深く，また根尖部にX線透過像も認められた（1-6）．患者は同部に対して歯肉退縮の改善を望んでいた．

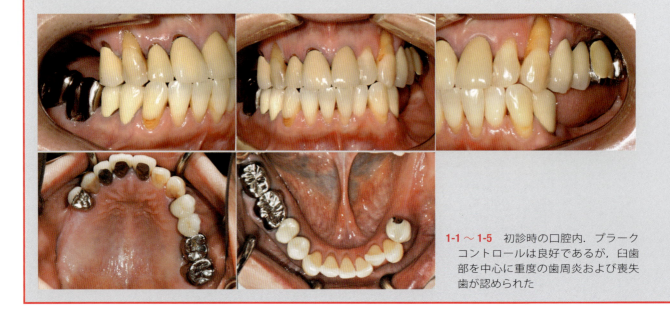

1-1 〜 1-5　初診時の口腔内．プラークコントロールは良好であるが，臼歯部を中心に重度の歯周炎および喪失歯が認められた

ケースアセスメント（病因）と予後判定

Case1 において，治療上重要な因子つまり予後に影響を与える因子（図5, 6）の中からその状態を考慮し予後判定基準に則り予後判定を行う．

まず患者レベル因子をみてみると，「プラークコントロールは良好」「非喫煙者」「良好なコンプライアンス」「不良習癖がない」「全身的健康」「経済的制限がない」と良好であるが，臼歯部において歯周病が進行していることを考えると，歯周病に対する感受性は高いとも考えられる．そのため，口腔内全体の予後判定は Guarded となる．

患者レベル： Guarded

一方，|3 の歯牙レベル因子をみてみると，「動揺度は小」「前歯部である」と予後を良くする因子があるものの，「骨吸収量が大」「PPD が大」「エンド病変を併発している」と明らかに予後を悪くする因子が多く存在する．ゆえに，|3 の予後判定は Hopeless

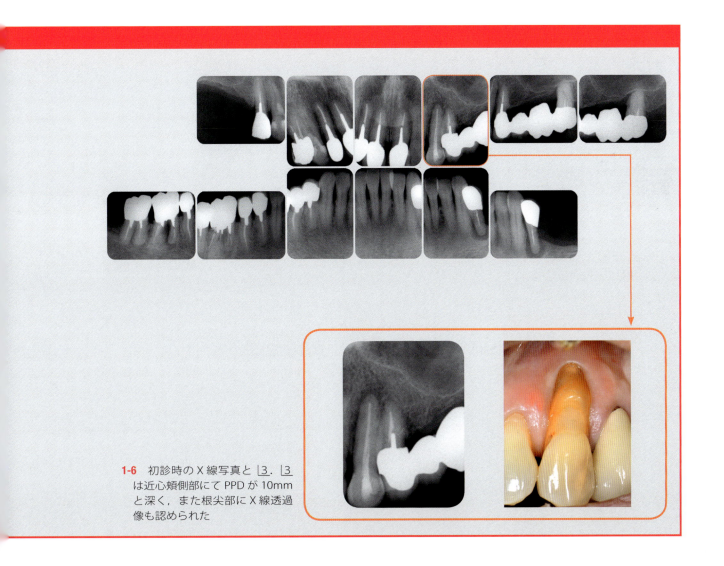

1-6　初診時のＸ線写真と |3. |3 は近心頰側部にて PPD が 10mm と深く，また根尖部にＸ線透過像も認められた

年齢	骨吸収量	エンド病変
全身疾患	プロービングポケットデプス	カリエス
個々の歯の予後判定	骨欠損形態	歯牙の位置／咬合関係
進行度	根分岐部病変の有無／程度	治療計画の中での重要度
患者協力度	動揺度	術者の知識と技術
経済状態	歯冠-歯根比	その他
家族歴	根形態	
歯科医師の知識／能力		
口腔習癖／嗜好		
その他		

図5 予後判定に影響する患者レベルの因子　　**図6** 予後判定に影響する歯牙レベル因子（|3）

もしくは Poor とした．

|3： Hopeless or Poor

　本症例での対応は，根尖近くまで進行した骨吸収とエンド病変の処置ならびに露出した根面に対する処置をどのように行うかで決定される．考えうる治療計画は，以下の2つである．

①　エンドペリオ病変を改善し，さらに歯肉退縮を改善して歯を保存する
②　抜歯して，骨造成ならびに軟組織造成を行い，インプラント修復を行う

|3 に生じている疾患の重篤度を考慮すれば，一般的には②を選択するのが妥当と考えられる．しかしながら，患者レベルの因子が良好であること，抜歯してインプラント治療を行う場合でも審美的結果をもたらすのは容易ではないこと，さらに患者が保存を強く希望していること，などから①を試みることとした．

■ エンドペリオ病変への対応については Chapter Ⅲ-2 を参照

根面被覆の成功に関わる因子

根面被覆術を成功させるためには，以下に示す因子を考慮しなければならない．

1．隣接歯間部の付着の喪失の有無（歯間部歯槽骨の高さ）

　Miller[8]は，歯肉退縮の状態を4つに分類し（**図3** 参照），実際に根面被覆が得られる程度は，どのような根面被覆術を用いようが，隣在する歯間乳頭の高さ（歯間部歯槽骨の高さ）によって決定され，Class Ⅰ，Ⅱは完全な根面被覆が得られる可能性が高いが，Class Ⅲ，Ⅳは部分的な根面被覆しか得られない可能性が高いと報告している．

▼ 根面被覆が得られる程度は，どのような根面被覆術を用いようが，隣在する歯間乳頭の高さ（歯間部歯槽骨の高さ）によって決定される(Miller 1985)

2．歯の位置

　Miller は，叢生や回転などの位置異常歯を前述の分類のClass Ⅲ，Ⅳに分類しており，完全な被覆は難しいとしている．

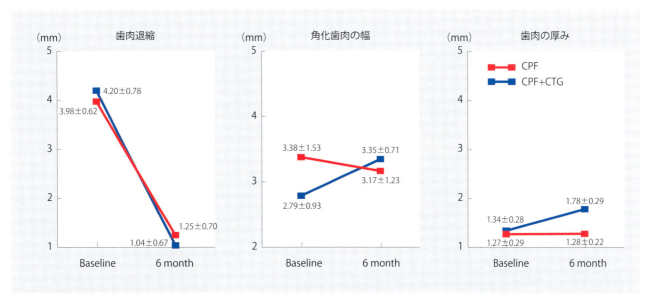

図7 歯肉弁歯冠側移動術（CPF）と，歯肉弁歯冠側移動術＋結合組織移植術（CTG）との比較（da Silva 2004[13]より作図）
結合組織の移植がなくても歯肉退縮は改善するが，結合組織移植術を併用すると角化歯肉の幅，歯肉の厚みの増大が得られる

3．歯肉の厚み

Baldiら[9]は，歯肉弁歯冠側移動術による根面被覆を行う際に歯肉弁の厚みを測り，得られた根面被覆との関係を調べた結果，0.8mm以上の厚みがある場合はすべての症例で完全被覆が得られたと報告している．さらにHwangとWang[10]は，さまざまな術式で完全な根面被覆を得るためには，歯肉の厚みが最低でも0.7mm以上必要であり，1.1mm以上あることが好ましいという結論を導きだした．

▼
歯肉弁歯冠側移動術による根面被覆では，0.8mm以上の厚みがある場合はすべての症例で完全被覆が得られた（Baldi 1999）

4．フラップテンション

Pratoら[11]は，歯肉弁歯冠側移動術により根面被覆を行う際にフラップテンションを測定し，その後の根面被覆率との相関関係を調べた結果，フラップテンションが高くなると歯肉退縮の回復が困難になることを報告している．

5．術式

さまざまな術式による根面被覆術が報告されてきたが，術式は大きく分けて4つに分類される（図2参照）．現在では，これらの術式が単独または併用されて臨床応用されており，その効果に対する検証も進んでいる．

まず，GTR法を用いた根面被覆は，結合組織を用いたものより，臨床的成功の予知性が低いことが報告されている[12]．次に，歯肉弁歯冠側移動術単独と，歯肉弁歯冠側移動術と結合組織移植術を併用した場合とを比べると，両者とも歯肉退縮の改善に効果はあるが，結合組織の移植により術後の角化歯肉の量と歯肉の厚みの増大が得られることが報告されている[13]（図7）．またCortellini[14]は，歯肉弁歯冠側移動術が臨床的に

▼
歯肉弁歯冠側移動術単独と結合組織移植術を併用した場合とを比べると，両者とも歯肉退縮の改善に効果はあるが，後者では術後の角化歯肉の量と歯肉の厚みの増大が得られた（da Silva 2004）

最も効果的であり，単独でも他の術式を併用した場合でもその効果は変わらないかもしれないと結論づけた．ただし，受給側の歯肉弁が薄い場合には，結合組織移植術やエムドゲイン®との併用を考慮すべきであると報告している．

　以上の報告を考慮し，根面被覆のフローチャートを示す（図8）．本症例は歯肉が薄いことから，歯肉退縮部の処置としては上皮下結合組織移植術と歯肉弁歯冠側移動術を併用した根面被覆術を選択し，切開は根面へのアクセスと歯肉弁の歯冠側移動を確実に行うために，縦切開を加えた歯肉弁を大きく開く術式をあえて選択した．その結果，|3 の歯肉退縮の改善が行われることを期待した．また，同歯にはエンドペリオ病変に対する処置を行い，その予後がHopeless / PoorからGuardedに改善することを期待した．

|3 の予後判定： <mark>Guarded</mark>

Case 1　治療経過と結果①

　ブラッシング圧に留意するようTBIを行い，その後にエンド病変の治療を開始した．根管からのアプローチを試みたが，根尖から3mm歯冠側部において根管は完全にクローズしており，根尖部への処置が不可能であった．そのため，拡大可能部まで根管治療，充填を行い，根尖部に対しては外科的歯内療法に移行することとしたが，その際に歯周組織再生療法ならびに根面被覆術を試みることとした．

　まず受給側の処置として，当該歯の根面のルートプレーニングを行った後，歯肉溝切開，縦切開を行い，部分層弁を形成し，剥離した（1-7）．そして，バーを用いて根面の平坦化を行い，根面に付着した歯肉縁下歯石を除石して根面を滑沢化した後，歯根端を切除した（1-8）．

　供給側の処置として，同側口蓋部に2本の平行な切開を入れ，結合組織を採取し，上皮部分を切除して受給床に適合させ，大きさの確認を行った．

　その後，テトラサイクリン溶液にて根面処理を行い，歯根の根尖側2/3には骨移植材を充填して，歯冠側1/3には吸収性縫合糸を用いて結合組織移植片を縫合固定した（1-9）．そして，減張切開を加え，弁が無理なく移植片を覆えることを確認した後，弁を歯冠側に移動して懸垂縫合にて縫合固定した（1-10）．

　術後2カ月で軟組織の治癒が確認され，術後6カ月のX線診査にてエンドペリオ病変が良好に治癒していることが確認された（1-11，1-12）．現在，術後3年が経過しているが，新たな歯肉退縮もなく安定している（1-13〜1-17）．

歯肉退縮

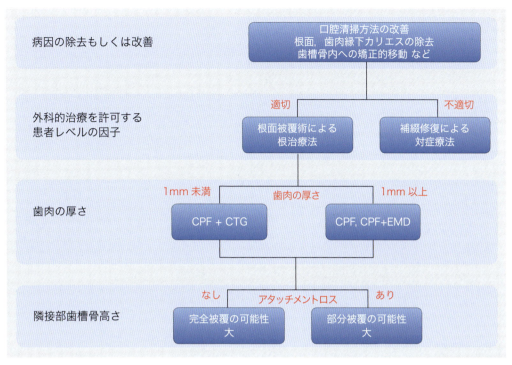

図8 根面被覆のフローチャート

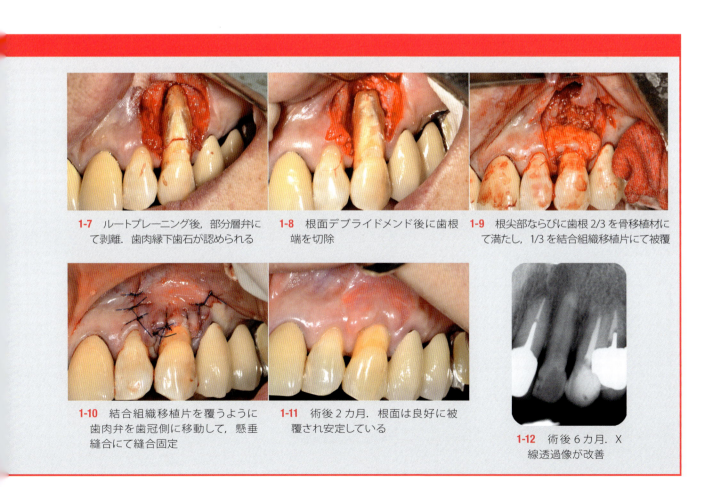

1-7 ルートプレーニング後，部分層弁にて剥離．歯肉縁下歯石が認められる

1-8 根面デブライドメンド後に歯根端を切除

1-9 根尖部ならびに歯根2/3を骨移植材にて満たし，1/3を結合組織移植片にて被覆

1-10 結合組織移植片を覆うように歯肉弁を歯冠側に移動して，懸垂縫合にて縫合固定

1-11 術後2カ月．根面は良好に被覆され安定している

1-12 術後6カ月．X線透過像が改善

Case 1 治療経過と結果②

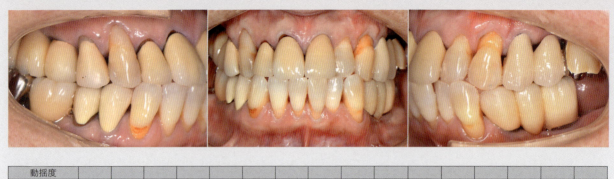

動揺度																																	
PPD	B							2	2	3	3	2	2	2	2	2	2	2	3	3	2	2	2	2	3	2	2	2	2	3			3	3	3
	L							3	2	3	3	2	3	3	2	3	2	3	3	3	3	3	3	3	3	3	3	3	3	3	2	2	2			5	3	3
		8		7		6		5		4		3		2		1		1		2		3		4		5		6		7		8
PPD	L		3	3	3			3	2	3	3	2	3	2	2	2	2	2	2	2	2	2	2	2	2	3	2	3					
	B		3	3	3			3	2	3	3	2	3	2	2	2	2	2	2	2	2	2	2	2	2	3	2	3					
動揺度																																	

1-13 〜 1-16 術後 2 年の口腔内とペリオチャート
歯肉は退縮せず，PPD も安定している

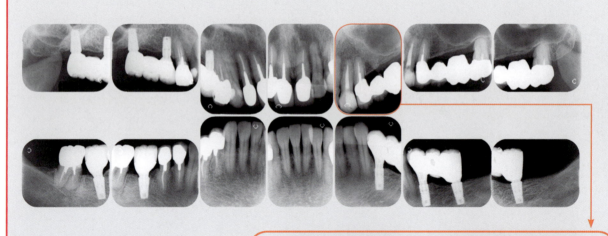

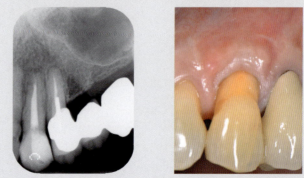

1-17 術後 2 年の X 線写真
3| はエンドペリオ病変の改善が認められる

Case 2　参考症例；修復物と歯肉切除にて対応した症例

　50歳代，女性．前歯の歯肉退縮を主訴に来院．前歯の歯冠修復物は10年以上前に他院にて装着．診査により，歯冠修復物の形態不良ならびに二次カリエス，歯肉所見として，正中部歯間乳頭の退縮ならびに 1⏊2 の辺縁歯肉の退縮，辺縁歯肉レベルの非対称性が認められた．

　診断用ワックスアップを用いたカウンセリングでは，再修復の必要性を伝えると同時に，同部の歯肉退縮については特に根面被覆術などを行わなくても歯肉切除と修復物により審美的に良好な治療結果に繋がることを伝えたところ，患者は同意した．治療は，歯肉メラニン除去ならびに |2 の歯肉切除を行い，その後に暫間修復物そして最終補綴物の装着を行った．

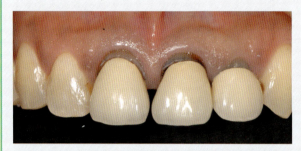

2-1 術前．二次カリエスを伴う形態不良の歯冠修復物ならびに正中部歯間乳頭の退縮，1⏊2 の辺縁歯肉の退縮，辺縁歯肉レベルの非対称性が認められる

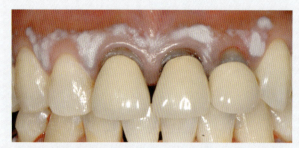

2-2 歯肉切除ならびに歯肉メラニン除去を行った

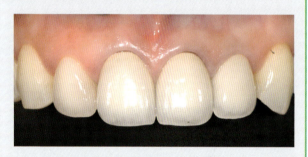

2-3 メインテナンス時．理想的な歯牙形態の回復ならびに辺縁歯肉レベルの対称性が得られた

まとめ

　歯肉退縮への対処として根面被覆術は，審美的，機能的にも有益性の高い治療法であるが，その選択を行うには術前の症例に対する考察が必要である．

　それは，まず歯肉退縮の病因に対する改善がなければ，根面被覆術等の対症療法の効果が得られにくく，長期的にも安定しないからである．Wennström ら[15]は，根面被覆の長期的な安定には口腔清掃指導により患者自身による適切なプラークコントロールが必要であると述べており，歯肉退縮の病因が不適切なブラッシングによるものであればまずその改善を行わなければならない．また，歯の位置や歯肉の厚さ，歯槽骨レベル等の根面被覆術の成功に関与する因子を整理することも重要で，外科的に成功の確率が高いのか低いのかを術前に確認する必要がある．さらには，エンドの状態，カリエスの大きさなどその歯自体が保存可能なのか確認が必要であることはいうまでもない．

　歯周形成手術の失敗は概して，患者の不快感がきわめて高い．よって露出根面を見つけたらすぐに根面被覆術を適用するような安易な決定は慎まなければならない．

Chapter III 個別の病態に対する処置法を考える

7 顎堤吸収
― その予防と回復は可能か？―

顎堤吸収の理論

歯を喪失した後，多くの顎堤は骨吸収の結果，抜歯前の状態と比べて垂直的あるいは水平的に減少する．Schroppら[1]は抜歯後，頰舌的に50％の骨吸収が生じ，その2/3は3カ月以内に起きることを，またLam[2]は抜歯後，垂直的に2～4.5mmの骨吸収が起きることを報告した．

▼ 抜歯後，頰舌的に50％の骨吸収が生じ，その2/3は3カ月以内に起こる（Schropp 2003）

顎堤が吸収すると，可撤性有床義歯の安定を損なったり，インプラント埋入を予定している場合には埋入が困難になることがある．さらに，欠損部の補綴処置としてブリッジを選択した場合，吸収した顎堤に合わせたポンティックの形態と隣在歯の歯冠形態との間に不調和が生じ，食物残渣の集積，清掃不良，舌感不良等といった機能的問題ならびに外観不良等の審美的問題が生じる．

そもそも，抜歯後になぜ顎堤吸収が生じるのか．Araújoら[3]は，抜歯後，最初に薄い頰側骨壁の吸収により垂直的に骨吸収が起こり，その後に頰舌側壁の水平的に骨吸収が起こることを報告した．このような現象が生じる原因は，薄い頰側骨壁は歯根膜と一体化した束状骨（bundle bone）によって構成されているので，抜歯により歯根膜を喪失すると骨壁も同時に喪失するため，また抜歯という刺激が加わることで骨表面における破骨細胞の活性が上がるためと考えられている．

このように解剖学的理由により薄い骨壁によって構成されている抜歯窩は，経時的に生じる骨吸収は不可避であると結論づけられる一方で，頰側骨壁が厚く2mm以上の場合は，抜歯後の骨吸収が少ないことも報告されている[4, 5]．

▼ 頰側骨壁が厚い（2mm以上）場合は，抜歯後の骨吸収が少ない（Spray 2000）

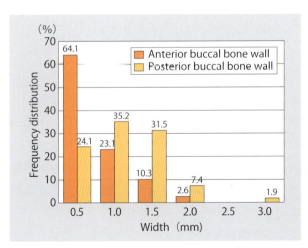

図1 前歯部ならびに臼歯部の頰側骨壁の厚みの割合（Huynh-Ba 2010[6]）
2mmに満たないものがほとんどである

Reference	Vertical Change	Horizontal Change
Lekovic et al. (1997)	−0.88 ± 0.26	−4.43 ± 0.52
Lekovic et al. (1998)	−1.50 ± 0.21	−4.59 ± 0.23
Current study	−0.90 ± 1.60	−2.63 ± 2.29

図2 抜歯後の顎堤の変化に関する報告（Iasella 2003[8]）
大幅な顎堤吸収が報告されている

Reference	Vertical Change	Horizontal Change
Lekovic et al. (1997)	−0.31 ± 0.26	−1.73 ± 0.56
Lekovic et al. (1998)	−0.38 ± 0.20	−1.32 ± 0.21
Simon et al. (2000)	1.10 ± 0.29	0.65 ± 0.21
Current study	1.30 ± 2.00	−1.17 ± 0.93

図3 ソケットプリザベーション後の顎堤の変化に関する報告（Vignoletti 2012[9]）
顎堤吸収の抑制効果が報告されている

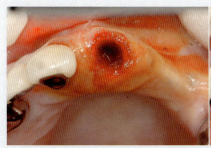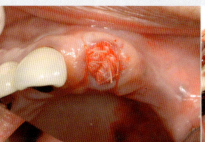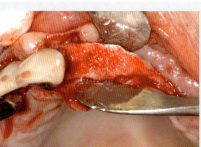

a 抜歯直後
頬側骨を壊さないように慎重に抜歯後，抜歯窩より不良肉芽を除去

b ソケットプリザベーション
骨移植材を充填後，吸収性膜を縫合固定することで，抜歯窩開口部を封鎖

c 6カ月後
インプラント埋入のためにフラップを開けたところ，骨の概形が十分に保たれていることを確認

図4 ソケットプリザベーション

> 頬側骨壁の平均的な厚みは0.8mmであり，2mm以上あるのは被験者のわずか3％程度で，大半は1mmにも満たない（Huynh-Ba 2010）

　これらの報告によって骨吸収を逃れるために必要な骨壁の厚みは2mm以上というクライテリアが創造されたのである．それでは，実際に前歯ならびに小臼歯部においてそのような厚みのある頬側骨壁がどのくらい存在するのか．Huynh-Baら[6]は，頬側骨壁の平均的な厚みは0.8mmであり，2mm以上あるのは被験者のわずか3％程度で，大半は1mmにも満たなかったと報告している（図1）．また，Januárioら[7]も同様の報告を行っている．

　以上より，特に前歯部ならびに小臼歯部においては，大抵の場合，抜歯後に顎堤吸収が生じることが予想される．そのため，何かしらの手立てにより抜歯後に生じる骨ならびに顎堤吸収を最大限抑える必要がある．その手段がソケットプリザベーションである．骨移植材の使用の有無，創面の閉鎖の有無等の違いによってさまざまな方法のソケットプリザベーションが用いられているが，総じて顎堤吸収への対応として良好な結果を示している[8,9]（図2〜4）．術式としては簡便なものが多く，審美領域の抜歯を行う場合はその適用を考慮に入れるべきである．

Case 1　初診時

　58歳，女性．全顎的な補綴修復処置を希望して来院した．前医では，応急処置的な治療を長期にわたって受けていたとのことであった．

　口腔内所見としては，全顎的にカリエス，不適合修復物があり，臼歯部を中心に歯周病が進行し，それに起因すると思われる喪失歯が認められた（1-1〜1-6）．

　上顎前歯部に着目すると，全歯に不適合修復物が認められ，2|は矮小歯，|2は先天欠如であった．歯周組織の所見としては，辺縁歯肉に腫脹があり，1|欠損部には顎堤形態の異常も認められた．以上の所見より，同部の治療は困難であることが予想されたが，患者は審美的な治療結果を要求していた．

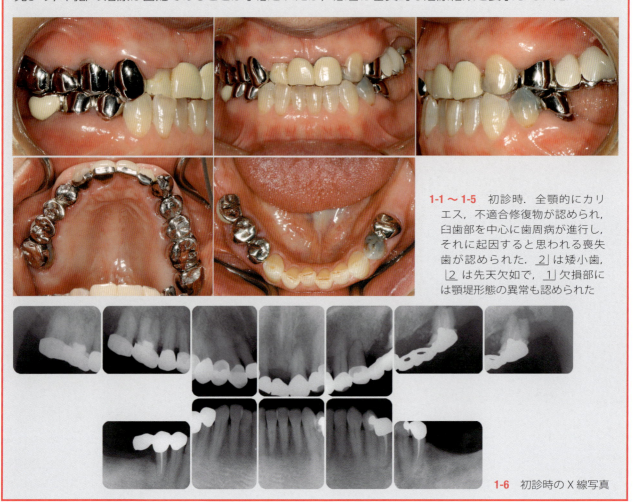

1-1〜1-5　初診時．全顎的にカリエス，不適合修復物が認められ，臼歯部を中心に歯周病が進行し，それに起因すると思われる喪失歯が認められた．2|は矮小歯，|2は先天欠如で，1|欠損部には顎堤形態の異常も認められた

1-6　初診時のX線写真

ケースアセスメント（病因）と予後判定

　Case1における患者レベル因子をみてみると，「プラークコントロール良好」「非喫煙者」「良好なコンプライアンス」「不良習癖がない」「全身的健康」「経済的限度がない」ときわめて良好である（図5）．そのため，口腔内全体の予後判定はGoodとなる．

患者レベル：　**Good**

顎堤吸収

年齢　　　　　　　　　　　経済状態
全身疾患　　　　　　　　　家族歴
個々の歯の予後判定　　　　歯科医師の知識／能力
進行度　　　　　　　　口腔習癖／嗜好
患者協力度　　　　　　　　その他

図5　予後判定に影響する患者レベルの因子

顎堤吸収の分類	改善手段		
Classification H (Seibert class 1)	サブクラス	ブリッジ	インプラント
	H-s	ロール法 パウチ法 軟組織インレーグラフト	リッジエキスパンジョン ベニアグラフト GBR
	H-m	パウチ法 軟組織インレーグラフト	ベニアグラフト GBR
	H-l	軟組織インレーグラフト インターポジショナルグラフト	ベニアグラフト GBR
Classification V (Seibert class 2)	サブクラス	ブリッジ	インプラント
	V-s	インターポジショナルグラフト	矯正的挺出 GBR
	V-m	インターポジショナルグラフト 軟組織アンレーグラフト	矯正的挺出 GBR アンレー骨移植 ディストラクション
	V-l	インターポジショナルグラフト 軟組織アンレーグラフト（予知性低い）	GBR アンレー骨移植 ディストラクション
Classification C (Seibert class 3)	サブクラス	ブリッジ	インプラント
	C-s	軟組織グラフトのコンビネーション	ベニアグラフト GBR
	C-m	軟組織グラフトのコンビネーション（予知性低い）	硬組織グラフトのコンビネーション
	C-l	治療困難 軟組織グラフトのコンビネーションによる若干の改善の可能性	治療困難 口腔外骨移植 複数回の治療が必要

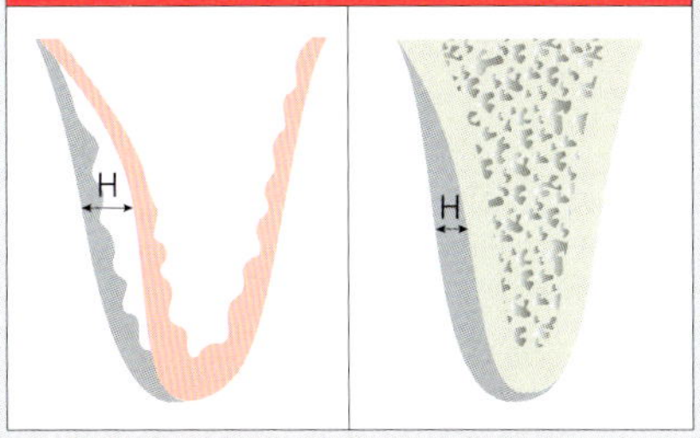

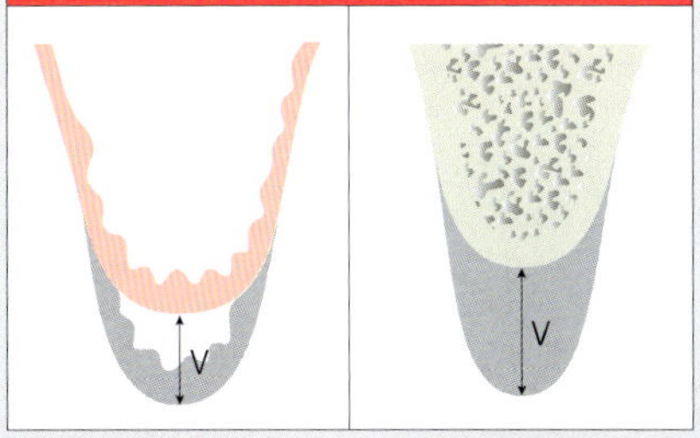

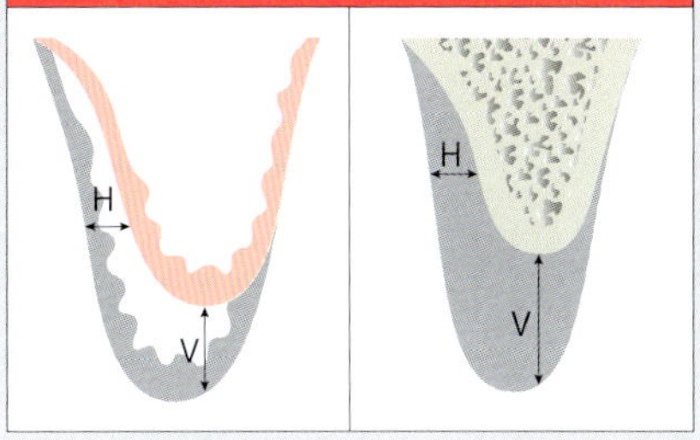

図6　HVC Classification
　　サブクラス：small（s）≦3mm，medium（m）＝4〜6mm，large（l）≧7mm

　このことは，治療計画を作成するにあたり，外科治療の適用を好意的に考慮できることを意味する．そのため，審美性の改善を希望する本症例では，歯に対して行う補綴的対応のみならず，歯周外科的手法による顎堤形態の改善という歯周組織に対して行う歯周治療的対応が可能となる．

考えうる治療計画とそれをサポートする文献

▼
顎堤吸収を，①水平的なもの，②垂直的なもの，③水平的かつ垂直的なものの3つに分類（Seibert 1983）

　顎堤吸収をSeibert[10]は，①水平的なもの，②垂直的なもの，③水平的かつ垂直的なものの3つに分類している．またAllenら[11]はサブクラスを加え，さらにWangら[12]は各クラスに適した改善手段を紹介している（図6）．本ケースにおける顎堤吸収をそ

れに従って分類すると，Seibert Class 1 ならびに HVC Classification H-s となり，ブリッジのポンティックを予定していたことから，パウチ法，ロール法によるインレーグラフトが考えうる治療オプションとなる．

参考までに章末に2症例を提示した（Case 2, 3）．これらのように臨床的には，各症例の違いを理解して，軟組織グラフトのみならず硬組織グラフトを選択，併用して対処することが望ましい．参考として顎堤吸収に対するフローチャートを図7に示す．

ここで改めて本症例を考えると，HVC Classfication H-s のためにパウチ法，ロール法等の水平的増大を行う軟組織グラフトが推奨されてはいるが，審美的配慮が最も必要な部位であること，経年的に生じる再度の顎堤吸収に備えること，そしてポンティックにオベート型を予定したため若干の垂直的増大も期待できることから，インターポジショナルグラフトを採用した．

なお，改善後の顎堤の長期予後に関する論文を調べてみたが，軟組織グラフトによる

Case 1　治療経過と結果①

歯周基本治療後，不良補綴物ならびにカリエスの除去を行い，テンポラリーブリッジを全顎的に装着した．1| 欠損部には，水平的な顎堤吸収が認められる（1-7, 1-8）．

予定どおり歯槽頂部より頬側根尖部に向かって部分層弁を形成し，受給床を準備した後，右側口蓋部より上皮付き結合組織を採取し，同部に移植して縫合・固定した（1-9, 1-10）．術後6カ月，顎堤の水平的かつ垂直的増大が認められる（1-11, 1-12）．その後，同部は適正なポンティック形態を受容する歯肉形態とするため，テンポラリークラウンの調整とバーによる歯肉整形を行い，最終補綴へと移行した（1-13 ～ 1-18）．増大した顎堤より移行的に立ち上がるポンティック形態が得られた（1-19, 1-20）．

術後2年経過時でも大きな顎堤吸収は認められず，安定している（1-21 ～ 1-27）．

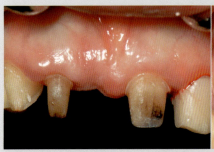
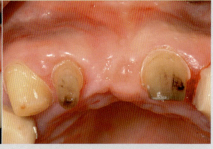

1-7, 1-8　1| 欠損部の顎堤に水平的吸収が認められる

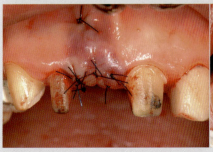
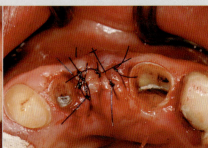

1-9, 1-10　インターポジショナルグラフトによる顎堤増大を行った

顎堤吸収

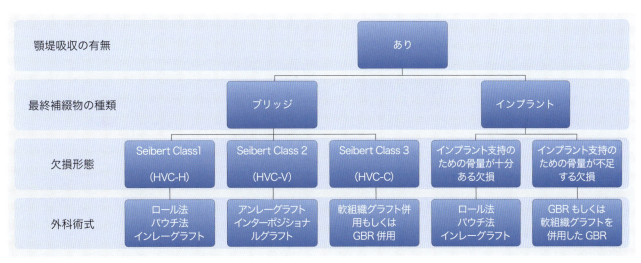

図7 顎堤吸収に対するフローチャート

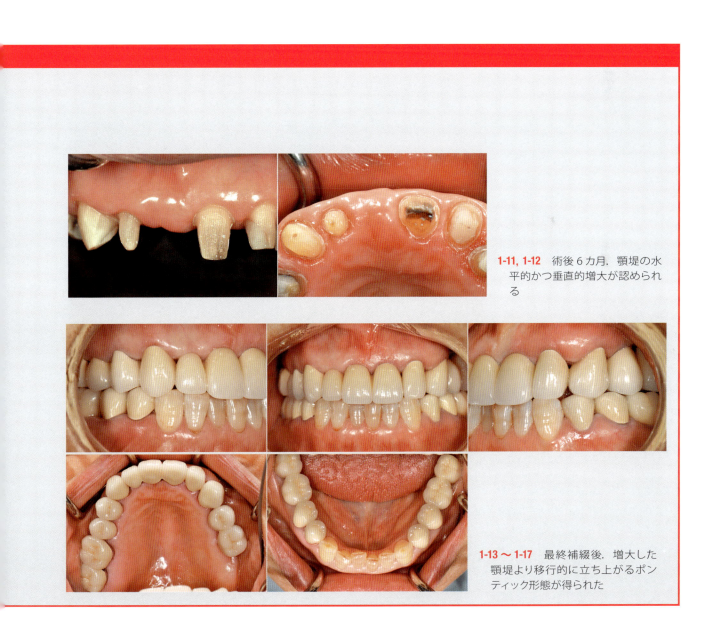

1-11, 1-12 術後6カ月．顎堤の水平的かつ垂直的増大が認められる

1-13〜1-17 最終補綴後．増大した顎堤より移行的に立ち上がるポンティック形態が得られた

Case 1　治療経過と結果②

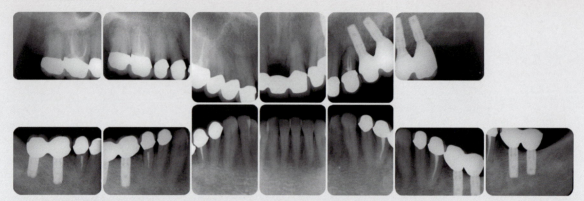

1-18　最終補綴時のX線写真

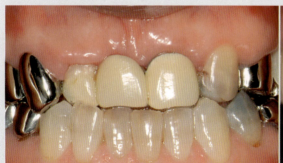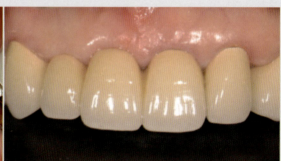

1-19, 20　上顎前歯部の術前・術後

顎堤増大を行い長期の形態変化について調べた適切な報告は見つけることができなかった．しかし，結合組織移植術の長期的な予後に関する報告[13]を参考にするのであれば，若干の吸収はあるものの，おおむね良好に推移するものと考えられる．また，硬組織グラフトについては，Simionら[14]によると，術後は経年的に1〜2mmの再生骨の吸収が生じる程度で安定すると報告されている．

まとめ

ポンティック予定部に顎堤増大術を行うことで審美的にも，機能的にも大きな患者利

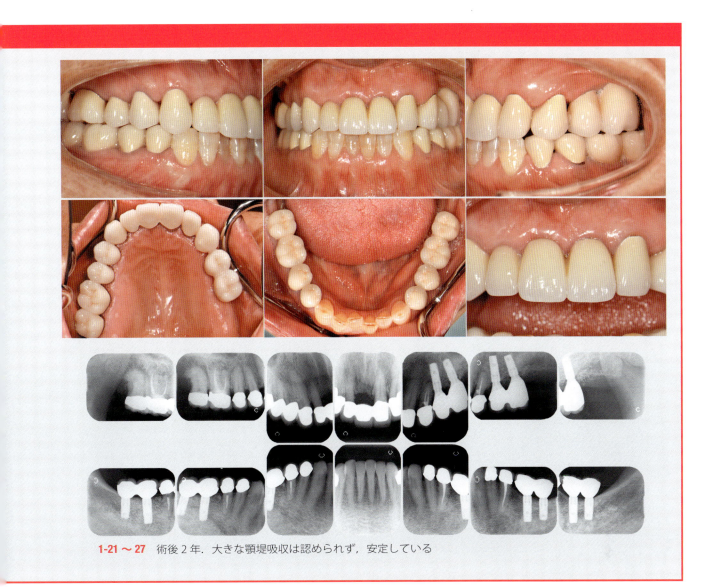

1-21〜27 術後2年．大きな顎堤吸収は認められず，安定している

益が得られることは明白である．しかしながら，高度に吸収した顎堤の再建には失敗のリスクも伴う．また，疼痛，腫脹等の不快症状も増大する．

　それらを考えると，臨床医として考えるべきことは抜歯予定の段階からその後に生じる顎堤吸収を最小限に抑えることであり，具体的には，歯槽骨を保存する丁寧な抜歯手技の実践，ソケットプリザベーションの適用の考慮である．

　そして，実際に顎堤増大を試みる際には，各種の硬・軟組織グラフトを組み合わせ，経年的な若干の顎堤吸収や補綴学的配慮に応えうる十分な量の顎堤増大を行うことが必要である．

Case 2　参考症例；Seibert Class 3，HVC Classification C-m

　ブリッジのポンティックを予定したため，推奨される術式は，成功の予知性が低いものの，さまざまな軟組織グラフト術の併用とされている．実際に本症例においては，インターポジショナルグラフトを行った結果，顎堤は増大したが，十分ではなかったため再度インターポジショナルグラフトを行う必要が生じた．結果として本症例では，最初の軟組織グラフトによって HVC Classification C-m から C-s，そして2回目の軟組織グラフトにより顎堤吸収の改善ができた．

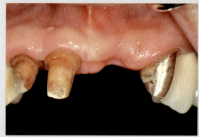
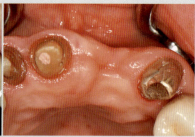

2-1, 2-2　術前．1|2 欠損部の顎堤に垂直的・水平的吸収が認められる

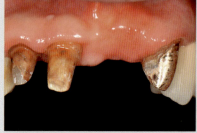
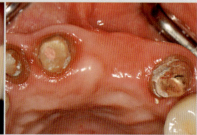

2-3, 2-4　インターポジショナルグラフト後．顎堤吸収の大幅な改善が認められるが，頰側歯冠部の顎堤の増大が不十分である

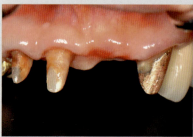
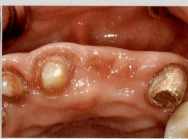

2-5, 2-6　2回目のインターポジショナルグラフト後．顎堤吸収が完全に改善された

Case 3　参考症例；Seibert Class 3, HVC Classification C-l

　ブリッジのポンティックを予定したが，このような高度に吸収している場合，軟組織グラフトの併用では対応が困難で，硬組織グラフトでもその対応は難しいとされている．本症例においては，歯槽骨が水平的・垂直的に大きく吸収していたため，チタンメッシュと骨移植材を併用してまず硬組織グラフトを行った．しかしながら，ポンティック立ち上がり部における軟組織によって形成される顎堤形態の欠如が認められるため，インターポジショナルグラフトによる軟組織グラフトを行った．結果，硬組織グラフトによりHVC Classification が C-l から C-m へ，そして軟組織グラフトにより十分な顎堤吸収の改善ができた．

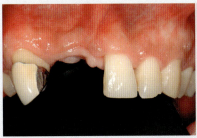
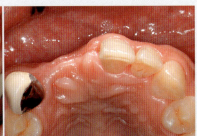

3-1, 3-2　術前．2 1| 欠損部の顎堤に垂直的・水平的吸収が認められる

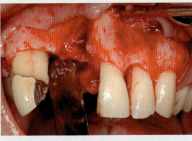
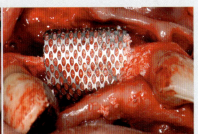

3-3, 3-4　歯槽骨の吸収が認められるため GBR を行った

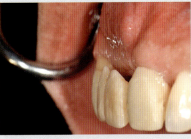
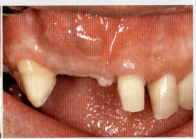

3-5, 3-6　術後．2 1| 欠損部の顎堤の歯冠側部に垂直的・水平的吸収が認められる

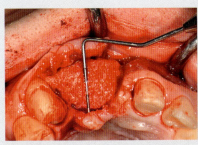
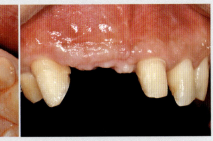

3-7, 3-8　GBR による骨欠損の改善は認めれられるが，顎堤吸収のさらなる改善のため，インターポジショナルグラフトを行った

3-9　術後．硬組織と軟組織の 2 回のグラフトにより顎堤吸収が改善された

Chapter III 個別の病態に対する処置法を考える

8 歯肉レベル不調和
― 歯肉レベルのコントロールは可能か？―

生物学的幅径の文献的報告

歯に対して辺縁歯肉の上端をどこに位置させるかは，補綴修復物のマージンを設定するにあたり遭遇する問題である．

Gargiuloら[1]は，歯と歯周組織の接合部（Dento-gingival junction）の関係を明らかにするために屍体を用いて同部を観察した．結果，同部は，歯槽骨頂から歯冠側に向けて，セメント質を介した線維性付着部，接合上皮による上皮性付着部によって構成され，そのさらに歯冠側に歯肉溝が存在し，その長さは平均して線維性付着1.07mm，上皮性付着0.97mm，歯肉溝0.69mmであったと報告している（図1）．そして，線維性付着部の長さはほぼ一定しているが，上皮性付着部の長さはばらつきが多いと報告した．現在一般的に簡易的に用いられている，歯肉レベルの位置は歯槽骨頂部から3mm歯冠側に位置するという生物学的幅径の概念や，補綴処置時の補綴修復物マージンの設定は歯肉縁下0.5mm以内にするべきという考えも，この論文から得られた解釈であるとも考えられる．

しかしながら，そもそも生物学的幅径とは歯と歯周組織の接合量を示すので，歯肉溝は含まれない．そして，この報告の問題点は，歯肉溝の深さとしての0.69mmは臨床実態からかけ離れていることや，歯肉溝と上皮性付着部の移行部の測定が組織切片作製時のエラーを受ける可能性があることがあげられる．また，この論文では，歯の萌出状態によっても歯肉溝や付着部の長さに違いがあることを報告している（図2）．よって，そもそも個々の歯肉溝や付着部の細かい寸法に対して，画一的な数字を与えることは困難であるともいえる．

そこで，Kois[2]はより臨床的な研究として，実際の患者に対して，麻酔下で骨頂までプローブを挿入する，いわゆるボーンサウンディングを用いて骨頂から辺縁歯肉レベルまでの距離を測定した結果，頬側中央部にて平均して3mm，隣接面部においては3〜4.5mmであったと報告した．そして，この辺縁歯肉上端から歯槽骨までの部分をDento-gingival complexと呼び，これは歯の各歯面によって異なり，歯肉の厚みいわゆるBiotypeの違いによっても寸法が変化すると結論づけた．

また，Pontorieroら[3]は，実際の歯冠長延長術中ならびにその後の歯槽骨，歯肉レベルを測定した結果，術後の歯肉レベルは術直後の骨レベルから隣接面部で3.2mm，頬舌側部で2.9mm上方に位置すると報告した（図3）．

さらに，Lanningら[4]の歯冠長延長術の報告では，術後の骨レベルからさらに0.7〜0.9mmの骨吸収が生じることが研究結果から読み取れる．

▼ 長さは平均して線維性付着1.07mm，上皮性付着0.97mm，歯肉溝0.69mmであった（Gargiulo 1961）

▼ 骨頂から辺縁歯肉レベルまでの距離を測定した結果，頬側中央部は平均3mm，隣接面部は3〜4.5mmであった（Kois 1994）

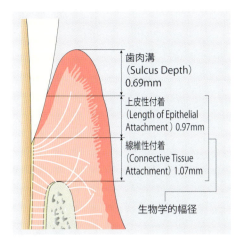

図1 生物学的幅径（Biological Width）
（Gargiulo 1961[1])）

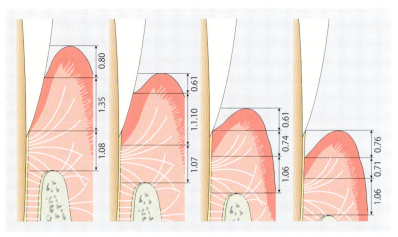

図2 歯の萌出度による生物学的幅径の変化（Gargiulo 1961[1])）
一律で同じ値ではないことがわかる

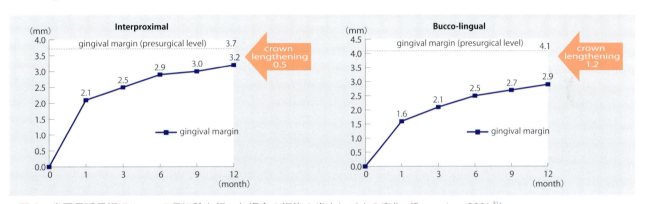

図3 歯冠長延長術で1mmの骨切除を行った場合の術後の歯肉レベルの変化（Pontoriero 2001[3])）
歯肉レベルはゆっくりと増大すること，頬舌側と近遠心側とでは差があること，ならびに術後に必ずしも歯肉レベルが1mm下がるわけではないことがわかる

▼
歯冠長延長術で1mmの骨切除を行ったとしても，歯肉レベルが必ずしも歯根側に1mm移動する訳ではない（Pontoriero 2001）

　以上をまとめると，歯槽骨頂から歯肉辺縁は解剖学的に約3〜5mmの部分に位置し，歯周外科のためにフラップを開けた場合は歯槽骨の吸収が約1mm生じる．この2つの現象を考えると，歯冠長延長術を行う場合，理想の補綴物マージン設定位置より，歯槽骨が2〜4mm根尖側に位置するように必要に応じて骨削除を行う必要があると解釈することができ，非常に曖昧ともいえる結果が導き出される．さらに，それを裏付けるように歯冠長延長術で1mmの骨切除を行ったとしても，歯肉レベルが必ずしも歯根側に1mm移動する訳ではないことは，文献的にも証明されている[3]．

　そもそも歯肉の位置は，傾斜や転位等の歯の位置に起因することや，修復物マージンの位置，歯根の大きさ，さらには歯肉の厚さや隣在歯の歯肉レベルに起因するものもあり，その要因はきわめて多岐に渡る．よって，臨床的には，骨削除による骨レベルの調整だけで歯肉辺縁の位置を1mm単位で正確に設定することは困難であり，歯冠長延長術の失敗を防ぐためには，多くの場合，多めの骨削除後に修復物マージンの位置を歯肉の治癒後に調整することによってつじつまを合わせる必要がある．

　画一的に生物学的幅径は3mmなので，予想修復物マージンより3mm以内に存在する骨は切除すればよいという安易な考えをすべてのケースに適用させてはならない．

Case 1 初診時

　35歳，女性．前歯部のカリエス処置を主訴に来院した．全身的に健康で，過去にも歯科疾患に関連するような全身疾患の既往はなかった．また，プラークコントロールも良好で，歯肉の炎症所見も一部を除き見受けられなかったが，臼歯部を中心に充填物が多数認められた．

　主訴である 2 1｜1 2 にはレジン充填物が認められ，過去に数度の修復物脱離を経験していた．また，咬合面にはファセット（咬耗によるもの）が認められた．さらに，2 1｜ には二次カリエスが認められ，1｜ の頰側中央部の辺縁歯肉の位置（歯肉レベル）は，｜1 とは一致せず，非対称な歯肉レベルを呈していた．患者は審美的かつ長期的に安定する治療結果を求めていた．

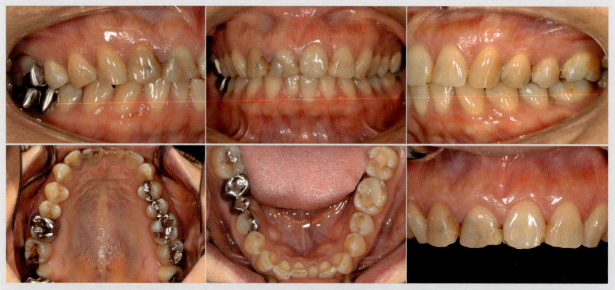

1-1〜1-6 初診時の口腔内．プラークコントロールは良好で，歯肉の炎症所見も一部を除き見受けられなかった．2 1｜1 2 にはレジン充填物があり，咬合面にはファセット（咬耗によるもの）が認められた．さらに，2 1｜ には二次カリエスが認められ，1｜ の頰側中央部の歯肉レベルは ｜1 とは一致せず，非対称な歯肉レベルを呈していた

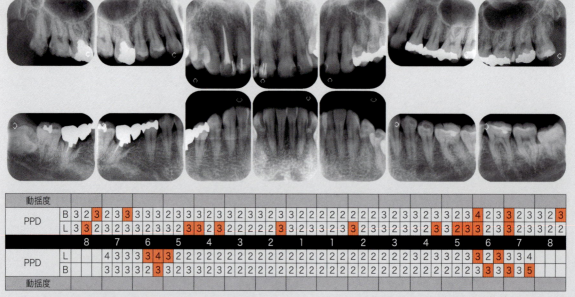

1-7, 1-8 初診時のX線写真と歯周組織検査．臼歯部を中心に充填物が多数認められるが，主訴である上顎前歯部は歯周病学的な評価においては何ら問題がない

年齢
全身疾患
個々の歯の予後判定
進行度
患者協力度
経済状態
家族歴
歯科医師の知識／能力
口腔習癖／嗜好
その他

図4　予後判定に影響する患者レベルの因子

骨吸収量
プロービングポケットデプス
骨欠損形態
根分岐部病変の有無／程度
動揺度
歯冠 - 歯根比
根形態
エンド病変
カリエス
歯牙の位置／咬合関係
治療計画の中での重要度
術者の知識と技術
その他

図5　予後判定に影響する歯牙レベル因子（上顎前歯部）

ケースアセスメント（病因）と予後判定

Case1 において，治療上重要な因子，つまり予後に影響を与える因子（**図4，5**）の中からその状態を考慮し予後判定基準に則り予後判定を行う．

まず，患者レベル因子をみてみると，「プラークコントロール良好」「非喫煙者」「良好なコンプライアンス」「全身的健康」「経済的限度がない」ときわめて良好である．そのため，ブラキシズムの既往を除けば，口腔内全体の予後判定はGoodとなる．このことは，治療計画を作成するにあたり，外科治療の適用を好意的に考慮できることを意味する．

患者レベル：　**Good**

上顎前歯部の歯牙レベル因子に関しては，カリエスの大きさによる影響を受けるが，歯周病学的な評価においては何も問題がないのでGoodである．

上顎前歯部：　**Good**

考えうる治療計画

患者が審美的かつ安定的な修復処置を希望していたため，また度重なる修復処置で残存歯質が限定されていることを考慮して，今回の処置は歯冠修復物によって行うことを決定した．そして，本症例において 2 1｜1 2 に歯冠修復を行うために必要なことは以下となり，Allen[5]が推奨している機能的かつ審美的な歯冠長延長術の適用となりうる．

① 古い充填物，カリエスを除去した後，歯冠修復を行うために必要な歯肉縁上歯質を確保する
② 理想的な修復物マージンの設定を行うため，唇側中央部の歯肉レベルを反対側同名歯と揃える

1. 歯肉縁上歯質の確保

　歯肉縁上歯質の確保の目安になるのは，カリエス除去後に健全な歯質がどのぐらい残るかである．また，2｜は失活歯なので，その後の歯冠修復物の破折防止効果を期待し，1.5〜2mm以上のフェルールが確保できるかも重要となる[6]．その点に関して，本症例においては古い修復物を除去して確認したところ，当該歯に十分な歯肉縁上歯質が確保できることが確認された．

2. 歯肉レベルの平均化

　術前に 1｜の頬側中央部にてボーンサウンディングを行った結果，5mmと一般的に予想される値より高い値が認められた．患者の条件を確認すると，歯肉の厚いThick Biotypeであること，1｜が舌側に位置していること，歯根間距離があり歯間鼓形空隙が大きいため乳頭歯肉の豊隆があることなど，歯肉レベルを引き上げる因子が多く存在することが理解できる．一方，理想的な歯肉レベルを想像すると，現状の位置より2mm根尖側であることがわかる．

　よって本症例では，Dento-gingival complexの結果を引用しそれが3mmであると仮定すると，理論的には2mmの歯肉切除を行うだけで歯肉レベルの調整ができると思われるが，前述の歯肉のレベルをあげる因子が存在するため，フラップを開けて目視による骨レベルの確認を行うこと，必要に応じて骨整形を行うこと，そしてフラップを開けることによる骨吸収を期待することといった理由から歯冠長延長術を行うこととした（図6）．

　なお，参考症例として章末に提示した **Case 2** では，骨整形を伴う歯冠長延長術を行い，歯肉レベルを揃えている．

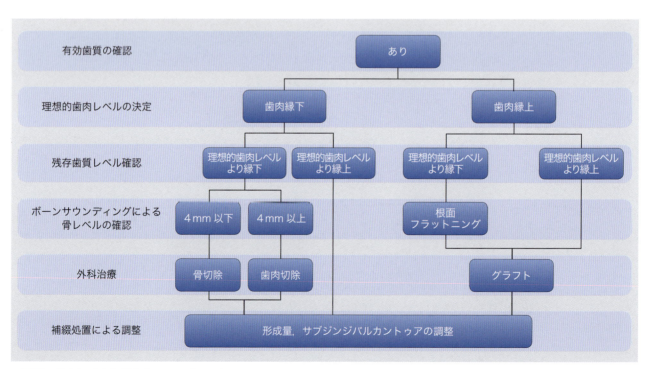

図6　歯肉レベル均等化のフローチャート

Case 1 治療経過と結果①

　ブラキシズム防止のためのナイトガードの装着を促し，カリエス除去を行い，テンポラリークラウンを装着した（1-9）．前述のように，その状態から判断して，1」の歯肉レベルを根尖側に2mmに位置させたほうが理想的であったため，ボーンサウンディングの結果よりまず2mmの歯肉切除を行った（1-10）．そして，その位置まで歯質の概形成を行い，最終補綴物のマージン設定位置を仮設定した（1-11）．その後，全層弁にてフラップを開け，骨レベルを確認したところ，形成マージンより3mmの位置に位置していた．その後，歯肉の位置の歯冠側移動を防ぐために根面のルートプレーニングと若干の骨整形を行い，フラップを戻し縫合固定した（1-12，1-13）．テンポラリークラウンの調整やホワイトニングを行いながら経過を確認し，術後6ヵ月で最終補綴物を装着した（1-14〜1-23）．

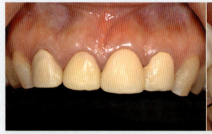
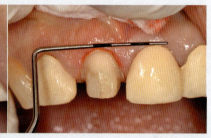

1-9 術前．カリエスを除去し，テンポラリークラウンを装着している

1-10 理想的な歯肉レベルまで歯肉切除を2mm行った

1-11 切除したラインまで支台歯形成を行った

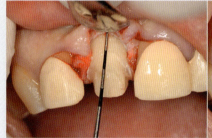
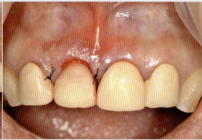

1-12 骨レベルを確認し，ルートプレーニングと若干の周囲歯槽骨整形を行った

1-13 フラップを戻して縫合固定した

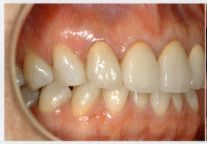
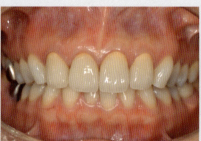
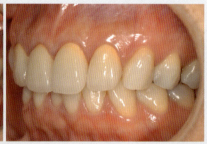

1-14〜1-16 最終補綴物装着時

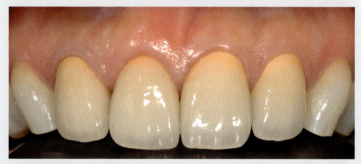

1-17 最終補綴物装着時の上顎前歯．歯肉レベルの平均化が認められる

Case 1 治療経過と結果②

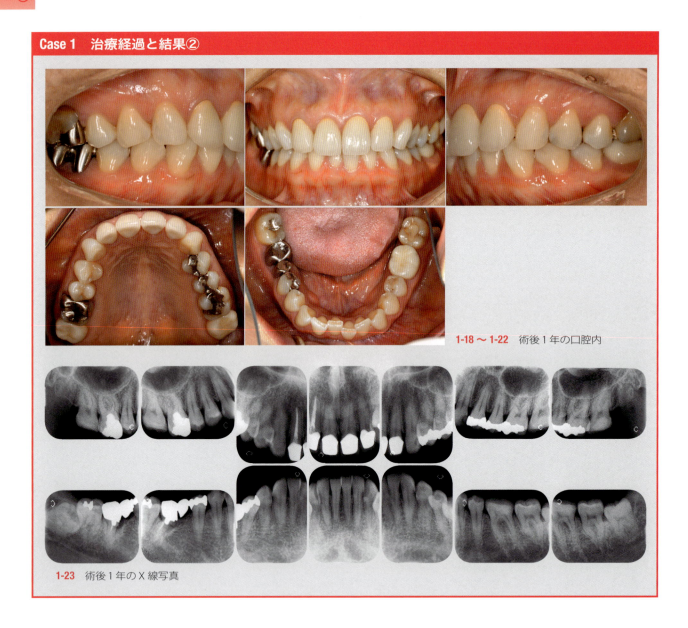

1-18〜1-22 術後1年の口腔内

1-23 術後1年のX線写真

まとめ

　歯冠長延長術によって得られた健全歯質は補綴物の維持安定力を増し，また同術式によって調整された骨レベルにより作り出される歯肉レベルの均等化は補綴物の形態を揃え審美性の向上に寄与する．

　このように利点の多い術式であるが，日本においてはあまり馴染みがなく，フェルールのない歯の上になされる歯冠補綴物や，歯肉縁下深いところにマージンを設定した修復物などに日常的に遭遇する．その理由を考えると，歯冠長延長術は外科治療であり，

Case 2　参考症例；骨切除と骨整形により対応した症例

　|2 の歯肉レベルは反対側同名歯と比べて，2mm 歯冠側に位置する．フラップを開けたところ，予定した歯肉レベルすなわちテンポラリークラウンから 2mm + 3mm 根尖側には，骨が存在していた．そのため，同部の骨切除（Ostectomy）と，リバウンドを防ぐために周囲の骨整形（Osteoplasty）を行い，フラップを閉じた．この骨整形を伴う歯冠長延長術の結果，最終補綴物の歯肉レベルは反対側同名歯と同レベルに位置することができた．

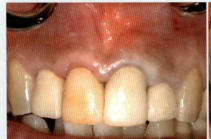
2-1　術前．|2 の歯肉レベルが歯冠側に位置していた

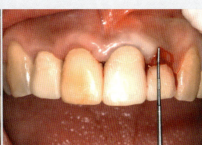
2-2　理想的な歯肉ラインを確認

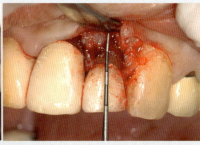
2-3　実際の骨レベルの確認．骨レベルが高いことがわかる

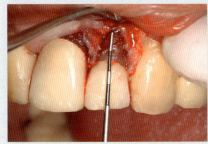
2-4　骨削除

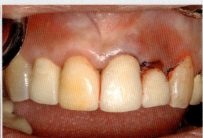
2-5　縫合固定

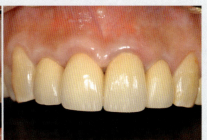
2-6　術後．|2 の歯肉レベルが反対側同名歯と同レベルに位置している

患者にとっては受け入れ難い治療であるかもしれない．そのため，歯科医師もあえて選択をしないのかもしれない．

　しかしながら，そのような不十分な処理をされた歯に装着される修復物は脱離，二次カリエス発生等のトラブルが多く，患者の不快感を募らせている．よって，最終的な患者利益とは何かを考えながら，必要であるならば本術式を補綴処置の前に適用させることをもっと推奨してもよいのではないだろうか．

　そして，実際の適用に関しては，本術式のジレンマともいえる，骨切除による付着の喪失で生じるデメリットを加味しながら慎重に取り組んでいくべきである．

ChapterIII 個別の病態に対する処置法を考える

9 病的歯牙移動（PTM）
―矯正処置が歯周組織に与える影響は？―

病的歯牙移動とは？

PTM（Pathological Tooth Movement）とは，歯を通常の関係に維持していた力が崩壊した時に生じる，歯の位置移動と定義されている[1]（図1）．PTMは特に歯周病患者では多くに認められる現象であり，Towfighiら[2]の報告によると，中程度から重度の歯周病患者の約30％が前歯の位置移動を自覚していた．また，Martic-Canutら[3]は，55.8％の歯周病患者が上顎前歯部の歯間離開の悪化を経験していたと報告している．

PTMの病因は多岐にわたり，骨吸収などの歯周組織の変化，臼歯部咬合崩壊やブラキシズムなどの咬合因子，さらには舌・口唇等の周囲組織からの圧力や，歯周炎により発生する圧力，咬爪癖等の不良習癖によるものなどがあげられ，実際にはこれらが複雑に作用してPTMを引き起こす[4]（図2）．このような病因により生じるPTMであるが，初期段階であれば，歯周基本治療で考えられる病因を一つずつ除去していくだけでも改善できることも多い．しかし重度になると，抜歯を余儀なくされたり，積極的な矯正治療が必要になるなど対応が複雑になるため，補綴担当医，歯周治療担当医さらには矯正担当医が，それぞれ的確な診断をし，そのうえで治療連携することが要求される[4]．

矯正治療と歯周治療の関係

ここで重度のPTMの治療の柱となる矯正治療と歯周病との関係を再考してみる．

1. 不正咬合は歯周病を誘発するのだろうか？

歯周治療の効果をあげるため，もしくは健康な歯周組織の管理のために不正咬合の是正が必要である，つまり不正咬合は歯周病を誘発するという名のもとに矯正治療が推奨されることがあるが，それは本当に必要なのだろうか？

Bollenら[5]はシステマティックレビューを行った結果，不正咬合の存在と歯周病の関連性が見いだされ，より重篤な不正咬合をもつ患者はより重篤な歯周病に罹患している割合が高いが，この関係は口腔衛生状態に依存するものであり，関連性はあるものの必ずしも因果関係があるわけではないと報告している．すなわち，プラークコントロールレベルなどの両者に共通して関わる因子，いわゆる交絡因子を調整した研究は存在しないため，プラークコントロールが良好な不正咬合者のうち歯周病患者がどのくらいの割合でいるのかを調査しなければ，不正咬合が歯周病を誘発するとは言えない．

▼ より重篤な不正咬合をもつ患者はより重篤な歯周病に罹患している割合が高いが，この関係は口腔衛生状態に依存するものであり，関連性はあるものの必ずしも因果関係があるわけではない（Bollen 2008）

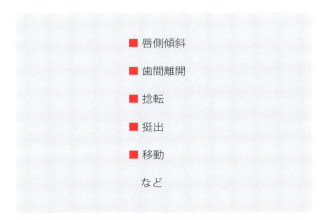

図1　PTMの臨床的徴候

図2　PTMの原因

2．矯正治療によって歯周病は改善もしくは悪化？

　矯正治療による歯周組織の変化に関する報告をみると，一般的に矯正的歯牙移動に伴い歯周組織も同様に移動することがBerglundらによって報告されている[6]．それを利用した臼歯部アップライトによる骨縁下欠損やプロービングポケットデプス（PPD）の改善が臨床的に応用され，歯牙移動によりプラークコントロールが容易になることも同時に報告されている．このことから，プラークコントロールの改善のために矯正治療が奨められるようになった[7]．

　しかしながらプラークコントロールの点から矯正治療をみると，矯正装置を装着すると，PPDが増加し，歯肉縁下の細菌叢がより嫌気的に変化することも報告されている[8]．また，感染した歯根を矯正移動した場合，歯肉縁上プラークを歯肉縁下に位置づけることになり，かえって歯周組織の破壊を引き起こすことも報告されている[9]．さらに矯正治療後の患者は，歯根吸収歯の割合が高いことや，歯肉の厚みが減少する方向への矯正的歯牙移動によって歯肉退縮が起こることも報告されている[10, 11]．このことから矯正治療は，歯周組織にとって好ましくない影響を与えるかもしれないという側面があることも理解する必要がある．

　一方，Boydら[12]は，歯周治療を受けた後に矯正治療を行った患者のアタッチメントロスの量は，矯正治療を受けた健常者と比べて差がないことを報告した．つまり，歯周病患者でも炎症が良好にコントロールされているのであれば，矯正治療は可能であることを示した．

　しかしながらBollenら[5]は，矯正治療による歯周組織への影響についてシステマティックレビューを行った結果，質の高い論文がないためエビデンスレベルの高い結論ではないが，矯正治療を行った場合は，行わない場合と比べて歯肉退縮が0.03mm，歯槽骨吸収が0.13mm，PPDの増加が0.23mm多く，また歯肉炎ならびにアタッチメントロスに関しては研究によるばらつきが大きかったと報告した（図3）．その結果，矯正治療は，歯周組織にとってごくわずかではあるが，好ましくない影響を与えると結論づけている．

▼ 矯正装置を装着すると，PPDが増加し，歯肉縁下の細菌叢がより嫌気的に変化する（Diamanti-Kipioti 1987）

▼ 歯周治療を受けた後に矯正治療を行った患者のアタッチメントロスの量は，矯正治療を受けた健常者と比べて差がない（Boyd 1989）

▼ 矯正治療を行った場合は，行わない場合と比べて歯肉退縮が0.03mm，歯槽骨吸収が0.13mm，PPDの増加が0.23mm多い（Bollen 2008）

歯肉退縮	0.03mm	(95% CI, 0.01-0.04mm)
歯槽骨吸収	0.13mm	(95% CI, 0.07-0.20mm)
PPDの増加	0.23mm	(95% CI, 0.15-0.30mm)

図3 矯正治療による歯周組織変化（矯正治療をしない場合との比較）（Bollen 2008[5]）

よって，歯周組織の変化だけに着目した場合，矯正治療によって得られる恩恵はほとんどないようである．

以上の結果をまとめると，歯周病学的な観点からみると，歯周病の予防ならびに治療のために，やみくもに矯正治療を推奨することに科学的根拠はなく，歯周治療において重要なことは，やはり歯肉縁下ならびに縁上の継続したプラークコントロールであるということである．

しかしながら，前歯部クロスバイト等で歯を移動しないかぎり咬合性外傷が改善しない場合や，そのままでは補綴的要求に応えることができない場合などでは，矯正治療の必然性は当然生じる．

よって，症例ごとの病因をあげ，さらにそのなかでどの程度その病因が疾患の進行ならびに安定のために関わっているのかを評価し，その対応のために矯正治療が必要な場合，もしくは患者の審美的欲求を満たす必要がある場合，補綴的要求により歯牙移動が必要な場合に，メリットとデメリットを考慮して矯正治療を適用するべきであると考えられる．

ケースアセスメント（病因）と予後判定

Case1 において，治療上重要な因子，つまり予後に影響を与える因子（**図4，5**）の中からその状態を考慮し，判定基準に則り予後判定を行う．

まず患者レベル因子をみてみると，「年齢の割に歯周病の進行度が高い」「他部位の歯周病進行度も高い」「前歯部のPTMを惹起した舌習癖の存在」と予後を悪くする因子がある一方，「プラークコントロールは良好」「非喫煙者」「良好なコンプライアンス」「全身的健康」「経済的限度がない」と予後を良好にする因子も多く存在する．そのため口腔内全体の予後判定は，GuardedもしくはPoorとなる．

患者レベル： **Guarded** or **Poor**

一方，PTMを伴っている上顎前歯部の歯牙レベル因子をみてみると，「生活歯である」「カリエスがない」と予後を良くする因子がある一方，「PPDが大」「骨吸収量が大」

Case 1　①初診時

　40歳代，女性．歯肉からの出血ならびに歯の動揺の改善を求めて来院した．患者は同時に上顎前歯の歯並びの悪化を自覚しており，その改善も同時に要望していた．

　患者は，歯科疾患ならびにその治療と関連する全身疾患の既往はなかった．歯肉ならびに歯並びの異常に関しては，10年以上前から自覚していたが，定期健診のために通院していた前医院では，積極的な治療介入の必要性を指摘されなかった．口腔内所見としては，広範囲に歯肉腫脹ならびに発赤が認められ，深いPPD，過度の動揺を伴う歯が多数存在していた（1-1～1-8）．

　診査の結果，PTMを伴う広汎型重度侵襲性歯周炎と診断した．

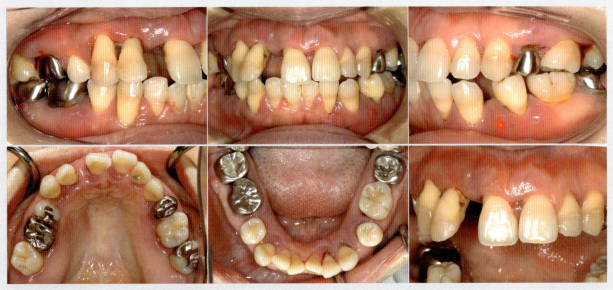

1-1～1-6　初診時の口腔内．広範囲に歯肉腫脹ならびに発赤が認められる

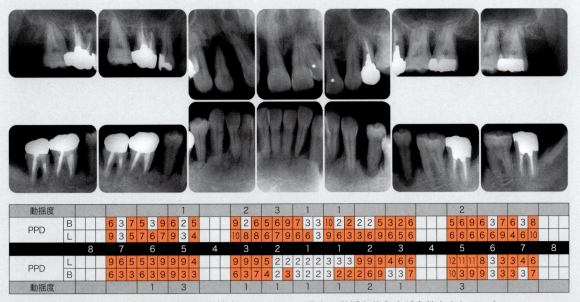

1-7，1-8　初診時のX線写真と歯周組織検査．深いPPD，過度の動揺を伴う歯が多数存在していた

年齢	
全身疾患	
個々の歯の予後判定	
進行度	
患者協力度	
経済状態	
家族歴	
歯科医師の知識／能力	
口腔習癖／嗜好	
その他	

骨吸収量	エンド病変
プロービングポケットデプス	カリエス
骨欠損形態	歯牙の位置／咬合関係
根分岐部病変の有無／程度	**治療計画の中での重要度**
動揺度	術者の知識と技術
歯冠 - 歯根比	**その他（歯根近接）**
根形態	

図4 予後判定に影響する患者レベルの因子　　**図5** 予後判定に影響する歯牙レベル因子（上顎前歯部）

　「動揺度が大」「水平性骨欠損ならびに垂直性骨欠損が大」「歯冠 - 歯根比が悪い」「1歯の経過不良による影響が治療計画そのものの見直しに必要になる可能性がある」「歯根近接がある」と予後を悪くする因子が多く存在する．ゆえに同部位の予後判定は，2| がHopeless，3 1 | 1 2 がPoor，|3 がGoodとした．

　2| : **Hopeless** ，3 1 | 1 2 : **Poor** ，|3 : **Good**

考えうる治療計画とそれをサポートする文献

　本症例でPoorと予後判定した上顎前歯部を治療するにあたって，以下の治療オプションが考えられた．

1. 抜歯してGBR後にインプラント治療

　上顎前歯部を抜歯して，GBR後にインプラントを埋入し，補綴処置を行うことが一つの治療オプションとしてあげられる．
　利点は，現在のGBR後のインプラント治療の成功率を考慮すると[13]，予知性が高い治療であるため，侵襲性歯周炎の患者に対する確定的アプローチとしてはメリットが大きいと言える．しかしながら欠点としては，3 2| 付近の顎堤の垂直的骨吸収量が多いため，補綴物の審美性が大きく損なわれることが予想される．

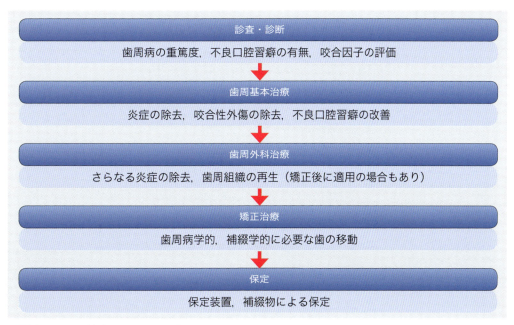

図6 PTMの治療フローチャート

2. 矯正治療後，歯周組織再生療法による保存，そして歯周補綴

上顎前歯部を歯周基本治療後に矯正治療し，その後に歯周組織再生療法を行うことがもう一つの治療オプションとしてあげられる（図6）．

利点は，患者の要望が歯の保存であることを考慮に入れると，その要望を満たすことができる．また，歯を保存することによりその周囲の軟組織を維持することができるので，一般的にインプラント治療と比較して高い審美性を期待することができる．

3. 本症例における治療計画の選択

本症例の治療計画の選択においての重要な因子は，予後のPoorな歯をどの程度の予知性をもって保存できるかになる．その点を考察すると，本症例に存在するPTMへの対応として歯を保存する以上，必然的に矯正治療が必要になることから，3 1 については矯正的挺出を試みることにより歯冠-歯根比の改善が期待でき，その結果，機能的かつ審美的な改善が見込まれる．さらに 1 については，矯正移動により歯の傾斜移動の改善が見込まれる．Tsitouraら[14]は，術前のX線写真上の欠損角度が狭いほうが，広いものよりその後の歯周組織再生療法の成功率が高いことを報告している．よって，本症例においては，矯正治療と歯周組織再生療法により歯を保存するアプローチを決定して，術後にPoorな予後の歯がGoodもしくはGuardedになることを期待した．

予後判定： **Good** or **Guarded**

Case 1　治療経過と結果①

　通法どおり歯周基本治療を行い，その時に術前ならびに術中の判定の結果，Hopeless と診断された歯を抜歯した（1-9 〜 1-14）．その後，矯正治療のアンカーとして重要な部位にはインプラントを埋入して固定源を確保した後，矯正治療を開始した（1-15 〜 1-19）．矯正治療後，歯周組織再生療法を上顎前歯部ならびに臼歯部に行い（1-20 〜 1-23），暫間補綴そして最終補綴へと移行した（1-24 〜 1-31）．上顎前歯部においては，舌習癖への対応として，補綴物による連結固定を行った．術後 1 年のメインテナンス時においても歯周組織の安定が確認された（1-32 〜 1-36）．

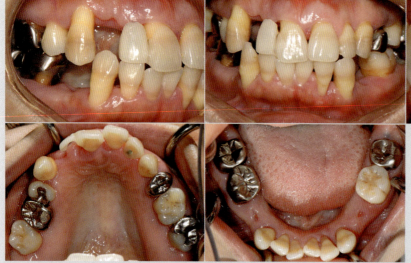

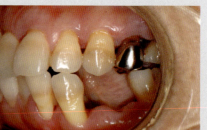

1-9 〜 1-13　歯周基本治療後の口腔内
　歯周基本治療後，Hopeless と診断された歯（2｜，5｜5）を抜歯

1-14　再評価時の歯周組織検査

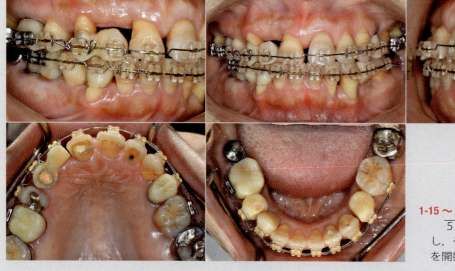

1-15 〜 1-19　矯正治療中の口腔内
　5｜5 部にインプラントを埋入し，それを固定源として矯正治療を開始

1-20～1-23 上顎前歯部への歯周組織再生療法
 ⌊1 の近心に垂直性骨欠損が認められた．2⌋相当部には結合組織移植術による顎堤増大を同時に行った（術前；**1-20**，**1-21**）

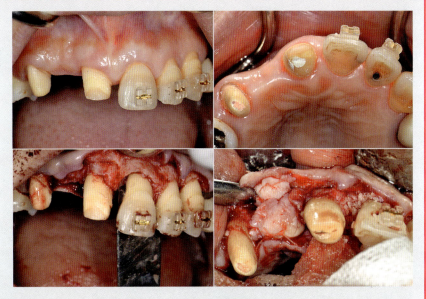

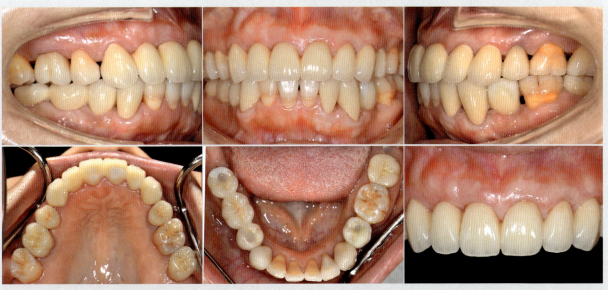

1-24～1-29 最終補綴時の口腔内．舌習癖への対応として，補綴物による連結固定を行った

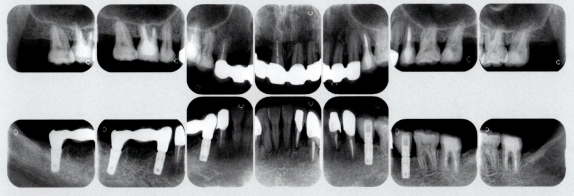

1-30 最終補綴時のX線写真

Case 1　治療経過と結果②

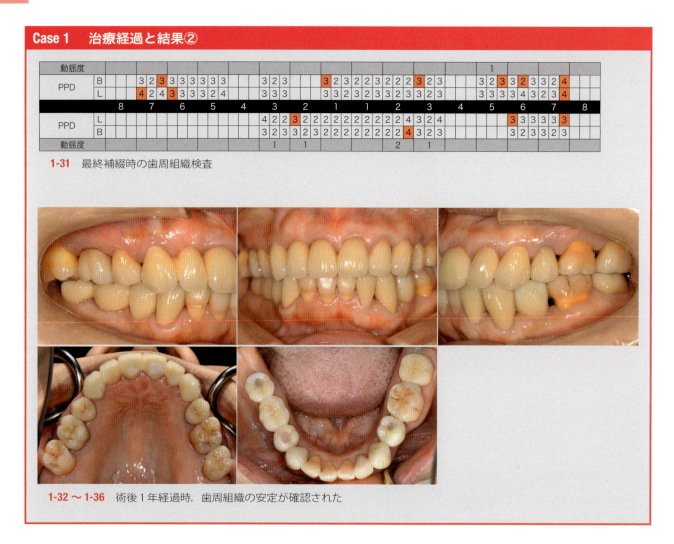

1-31　最終補綴時の歯周組織検査

1-32〜1-36　術後1年経過時．歯周組織の安定が確認された

まとめ

　重度歯周病の罹患によってPTMが生じると，機能的もしくは審美的な問題を引き起こす．歯の保存への欲求の高まりや平均寿命の延伸により，PTMに悩んだ患者はこれからも増加することが見込まれ，その対応が歯科医療者には求められることになる．

　しかしながら，歯周病患者の治療または予防を目的として安易に矯正治療を奨めることは慎まなければならない．歯周病学的見地からの見解は前述のとおりであり，また矯正学的見地からみた場合も，PTMの結果として生じた不正咬合と，骨格性不正咬合などのもともと患者がもっていた不正咬合とでは，治療の難しさが大きく異なること，また成人矯正では抜歯が必要な場合もあり，患者の欲求が歯の保存である場合は治療の目的とそこに到るまでの方法に矛盾が生じることなども考慮にいれなければならない．

　結論として，歯科医療の目的は，最終的に患者の健康回復にあることを考えると，歯周病患者でも咀嚼機能の改善，審美性の回復は必要になる．それを達成するために矯正治療が不可欠な症例には，積極的にその適用を考えるべきである．

Chapter IV

複雑な症例への対応

ChapterIV 複雑な症例への対応

1 Case 1　侵襲性歯周炎

主訴

40歳代，男性．一般開業医ならびに大学病院の歯周病専門医によって長期に渡って歯周病の管理が行われていたが，転勤に伴って新たに歯周病の管理を行う医院を探した結果，当院を受診．当院受診前は，前医による広汎型重度侵襲性歯周炎の診断のもと，歯周基本治療，歯周外科を受け，その後は1カ月ごとのSPTを受けていたが，その間も腫脹や自発痛などの度重なる歯周炎急発症状を絶えず自覚していたとのことである．

初診時所見

現在のみならず過去にも歯科疾患ならびに歯科治療に影響を与える全身疾患の既往はなかった．

視診では，一部の臼歯部を除いて炎症性所見は見られなかった．歯周組織検査の結果，Pl I 15％ならびにBOP 14.5％であった．前歯部ならびに臼歯部において深いPPDが認められ，それと呼応するように深い垂直性骨欠損がX線写真上に認められた．臼歯部においてはⅡ度の根分岐部病変が認められ，X線写真でもその存在が示唆された．動揺度は一部の歯を除いて低かったが，|3 にはフレミタスが認められた．また，側方運動時の非作業側の干渉は認められず，ブラキシズムのような不良習癖の自覚もなかった．

そして，唾液を用いたPCR法による細菌検査を行ったが，*Aa*，*Pg* ともに（−）であった．

診断

患者は，難治性の病態を示していたことから，まずは，侵襲性歯周炎の治療フローチャートに基づき，診断を進めていった（Chapter III-4 参照）．きわめてプラークコントロールが良く，歯根面に歯石の沈着物がほとんど認められないことから，局所因子が少ないにも関わらず疾患が進行していること，過去の治療歴より難治性の様相を呈していること，年齢に比して進行が早いこと，PCR法を用いた細菌検査が（−）にも関わらず進行が持続していることなどを総合的に考慮して，診断は広汎型重度侵襲性歯周炎とした．また，|3 に関してはフレミタスの存在から咬合性外傷とした．

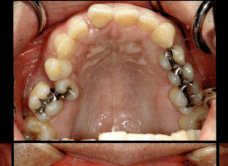
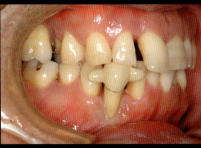
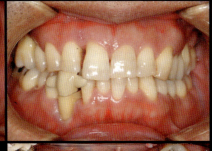
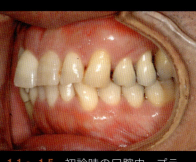
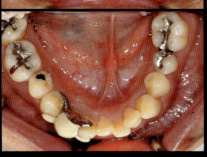

1-1〜1-5 初診時の口腔内．プラークコントロールが良好なためか，歯肉の表面には炎症所見が認められない．２1｜間には歯間離開，３｜には重度の歯肉退縮が認められる

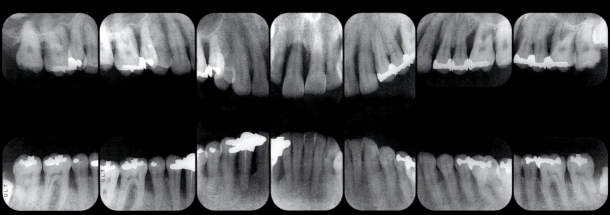

1-6 初診時のX線写真．前歯ならびに臼歯に重度の垂直性骨欠損が認められる．また，それに伴い歯冠 - 歯根比の悪化が顕著に認められる歯も存在する

動揺度																		2					2+								
PPD	B			3	3	2	5	2	9	7	7	2	2	1	2	3	4	3	2	4	3	2	3	2	3	3	2	2	3	3	11
	L			6	3	4	7	5	2	3	3	3	2	2	2	2	2	2	2	2	5	6	7	7	3	2	2	3	3	2	7
		8		7			6			5			4			3			2			1			1			2			3
PPD	L			6	6	3	6	3	3	7	7	3	3	3	3	7	5	4	2	2	4	2	2	2	2	2	2	2	2	2	2
	B			6	2	2	2	2	2	7	3	3	3	3	5	5	4	6	2	2	2	2	2	2	2	2	2	2	2	2	2
動揺度														1																	

(continued)

2+																
2	2	2	2	2	6	7	7	2	3	6						
7	3	3	3	3	4	6	3	7	7	3	6					
4			5			6			7			8				
2	2	2	2	2	2	2	2	2	2	3	7	6				
2	2	2	2	2	2	2	3	3	3	4	3					

PlI 15%，BOP 14.5%

1-7 初診時の歯周組織検査．動揺度は１｜３ が２度．根分岐部病変は６｜６，｜６ がII度

動揺度																			2						2+														
PPD	B		3	2	3	5	3	6	4	2	2	3	2	3	3	2	3	2	4	3	2	2	2	2	2	3	2	6	4	2	3	2	2	6	3	5	5	2	5
	L		4	2	3	3	2	3	4	2	3	2	2	2	3	2	2	2	2	2	2	4	2	2	2	2	2	3	4	2	2	3	3	3	3	5	5	3	4
		8		7			6			5			4			3			2			1			1			2			3			4			5			6			7			8	
PPD	L		3	5	3	3	2	2	6	2	2	2	2	2	6	2	2	2	2	2	2	2	2	2	2	2	2	2	2	2	3	2	3	2	3	3	3	4	3	2	5
	B		5	3	3	3	3	3	6	2	2	2	2	4	5	2	3	2	2	2	2	2	2	2	2	2	3	3	2	3	2	3	2	2	2	2	3	2	3	3	5
動揺度															1																									

PI 9%, BOP 5%

1-8 歯周基本治療後の歯周組織検査．プラークコントロールがさらに向上し，抗菌療法を併用した徹底的な SRP も奏効した結果，BOP，PPD の改善が認められる

病因

直接的病因は細菌性プラークであるが，間接的病因としては歯牙位置異常による歯根近接があげられる．

歯周基本治療

侵襲性歯周炎治療のフローチャートに準じて歯周基本治療を進めていくことにした．

侵襲性歯周炎の歯周基本治療として，抗菌療法と併用した SRP を行った．細菌検査の結果より特定菌種の同定が不可能であったため，抗菌薬は，ほぼすべての細菌叢が抗菌スペクトルに収まる amoxicillin（サワシリン®）250mg と metronidazole（フラジール®）250mg の組み合わせを 1 日 3 回 1 週間服用してもらい（Chapter III-4 参照），同時にその期間中に全顎にわたる SRP を 2 回に分けて行った．

また，同時に |3 にフレミタスが認められたので咬合調整を行った．そして，すべての埋伏した智歯を抜歯した．

再評価

再評価の結果，深い歯周ポケットがいまだ存在するものの，BOP の値は改善した．このことは，歯周基本治療の目的である原因除去つまりプラークの除去によって，炎症が改善すること，つまり，歯周治療に対する宿主の反応が良好であることを意味する．

多量にプラークや歯石が存在する場合，歯周基本治療によってそれらを除去すれば炎症が改善するのは何も不思議なことではないが，侵襲性歯周炎患者のようにプラークが少ないにもかかわらず炎症反応が高い場合，このような改善の反応を見せたことはその後の治療に対して期待がもてるともいえる．

予後判定

再評価の結果ならびにそれまでの患者との関わりから把握した点を考慮して予後判定を行った．

骨吸収量／PPD	骨欠損形態	根分岐部病変
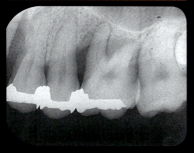	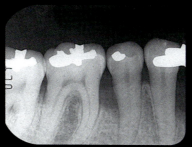	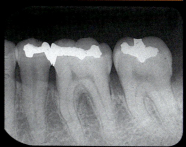
垂直性骨吸収が全顎的に散見され，特に 6 5 1｜3 6 7 において顕著であり，その骨吸収量に比例して，PPDも進行している．また，3｜は垂直性骨吸収が進行した結果，水平性骨吸収の形を呈している	垂直性骨欠損部は部位によって，1壁性から2〜4壁性の骨欠損形態を呈している．X線診査からの推測では，1｜は4壁性，｜6 は近心に1壁性，5｜は遠心に2もしくは3壁性の骨欠損を有している	｜6 には，Ⅱ度の根分岐部病変が頬側中央部，舌側近心部に認められる．また ｜6 の頬側にはⅡ度の根分岐部病変が認められた

動揺度	歯冠-歯根比	根形態
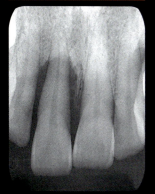	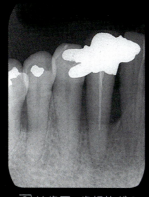	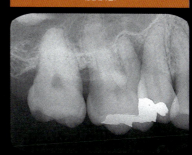

7｜7 は歯根が癒合した結果，単根歯化していた

動揺度は，｜3 が2＋度，1｜が2度であった．なお，3｜については隣在歯に固定されているため，実際の単独した歯としての動揺を別に考慮しなければならない

3｜は歯冠-歯根比が3：1と悪く，2｜も1.5：1であった

歯牙の位置／咬合関係
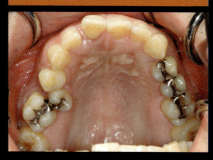

5｜は捻転ならびに舌側転位をしていた．その結果，同歯とその隣在歯との間に歯根近接が認められた

1-9 歯牙レベル因子
エンド病変やカリエスはすべての歯で認められなかった

1．患者レベル因子（Patient level factor）

「プラークコントロール良好」「非喫煙者」「良好なコンプライアンス」「不良習癖がない」「全身的健康」「経済的限度がない」ときわめて良好である．一方，年齢の割に歯周病進行度が高いことは考慮しておかなければならない．

そのため口腔内全体の予後判定は Guarded とした．そして，歯周組織再生療法の

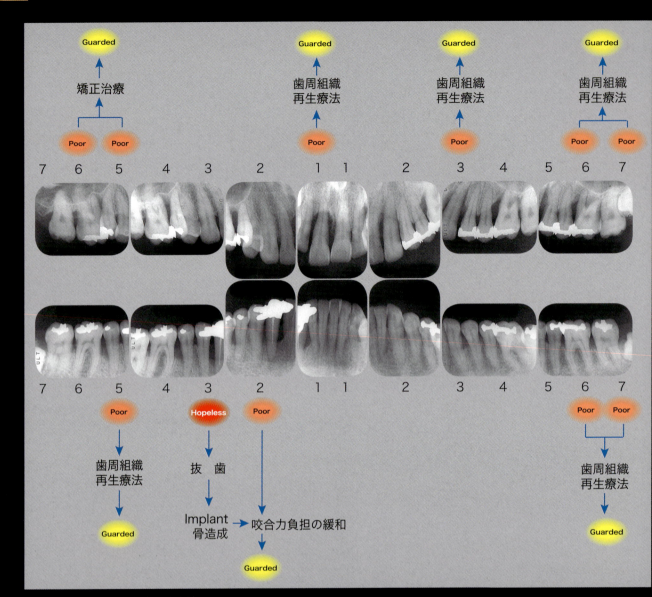

1-10 各歯牙の予後判定と治療計画

適用条件として，改めて患者レベル因子を考察してみると，良好であるといえる．

2. 歯牙レベル因子（Individual teeth level factor）

個々の歯牙レベル因子ごとに各歯をみてみると，1-9 のようになる．

3. 予後判定

以上の点を考慮して，個々の歯の予後判定を行った．なお判定に際しては，患者レベル因子や歯牙レベル因子が前述の根分岐部病変，垂直性骨欠損に対する治療のフローチャートを参照した結果，歯周組織再生の予知性が高いと判断した歯に関しては予後判定を向上させた．一方，水平性骨吸収が認められる 3 は，歯周組織再生療法の適用に

治療計画

個々の歯の予後判定を基準にして，以後の歯周外科および補綴治療に関する治療計画を立案した（1-10）．

1. 歯周外科
垂直性骨欠損ならびに根分岐部が存在する 1|３６７，5|６７ には，歯周組織再生療法を適用させる．

2. 補綴的要求の考慮
3| を抜歯した結果として同部に欠損補綴を行う必要が生じるが，その補綴処置によって生じる隣在歯への影響を考える必要がある．欠損補綴としてブリッジを選択した場合，Poor と判断された 2| が支台歯として機能できるかを判断しなければならない．すなわち，Poor と予後判定された歯が欠損部の隣在歯となり，その補綴方法としてブリッジもしくは部分床義歯を選択した場合，Poor な歯が支台歯となるため，その歯がその補綴的要求に応えることができるのかを考えなければならない．したがって，支台歯として機能させる場合には，エンド治療の質，歯冠-歯根比，フェルールの量，動揺度などの因子に対するより厳しい判断が必要になる．その点，単独で機能するインプラントによる補綴は，隣在歯の状況に変化を与えないので有利であるといえる．

よって，3| の補綴方法としてはインプラントを選択し，その際に必要な骨造成についても同時に行う計画を立てた．

3. 矯正治療
|5 は捻転，舌側転位して歯根近接を起こしていた．そのため，同部の歯周組織の状態の改善には矯正的位置移動が必要であった．矯正治療を開始するタイミングとしては，アタッチメントロスの大きい歯については再生療法を行った後に始めるが，今回のように歯の位置自体が病因の一つになりうる場合は，歯周外科に先行して行う必要がある．

実際の治療

1. 歯周外科ならびにインプラント埋入
通法どおり，切開そして歯肉弁剥離，デブライドメント後に骨欠損形態を確認して最終的な判断を行った．

1| は，骨縁下欠損が 3mm に満たなかったため，垂直性骨欠損のフローチャートに沿って，歯周組織再生療法の適用ではないと判断．そして術後の歯肉辺縁の移動を危惧して，骨外科は行わずにオープンフラップキュレッタージとしてデブライドメントのみを行った．

一方，|3 は骨縁下欠損形態が狭い２〜３壁性であったので，エムドゲインならびに

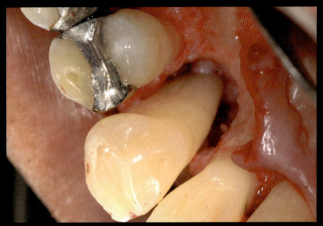

1-11 ⌞3 は骨縁下欠損形態が狭い2～3壁性であったため，歯周組織再生療法を適用

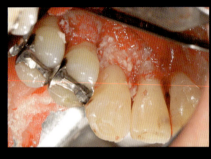 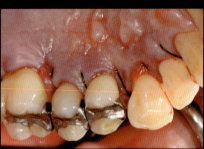

1-12, 1-13 エムドゲインならびに骨補填材を用いた歯周組織再生療法を行った

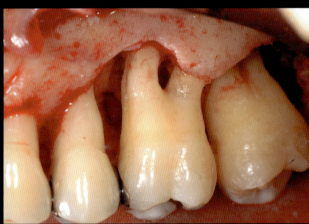

1-14 ⌞6 は，すべての歯根の周りに1～2壁性の骨縁下欠損が存在し，結果としてⅢ度の根分岐部病変に侵されていることが判明し，以下の事項より歯周組織再生療法を適用
・歯周組織再生療法を行うための患者因子がきわめて良好であったこと
・根の分岐が適度であったため，根分岐部のデブライドメントが可能であったこと
・仮にルートセパレーションを行った場合，歯根長が短いため保存可能な歯根は口蓋根のみとなってしまうこと

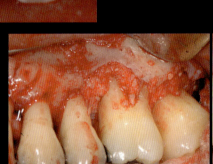 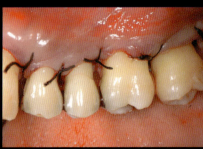

1-15, 1-16 エムドゲインと骨移植材による歯周組織再生療法を行った

骨補填材を用いた歯周組織再生療法を行った．
　⌞6 は，すべての歯根の周りに1～2壁性の骨縁下欠損が存在し，結果としてⅢ度の根分岐部病変に侵されていることが判明した．この時点で改めて，根分岐部病変治療

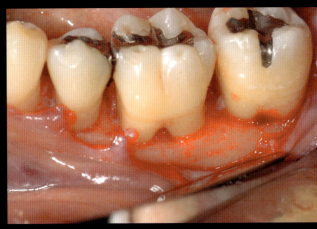
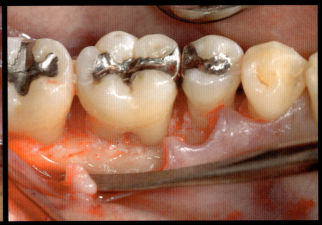

1-17, 1-18 6⌋ は，頬側にⅡ度，舌側にⅠ度の根分岐部病変が存在．頬側の根分岐部に歯周組織再生療法を適用

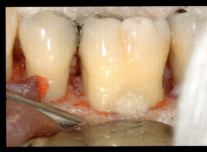
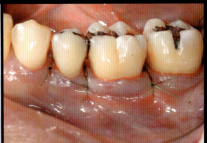

1-19, 1-20 エムドゲインと骨移植材を用いた歯周組織再生療法を行った

のフローチャートに従い，処置方針の再確認を行ったところ，歯周組織再生療法を行うための患者因子がきわめて良好であったこと，そして歯根の分岐が適度であったため，根分岐部のデブライドメントが可能であったこと，また仮にルートセパレーションを行った場合，歯根長が短いため保存可能な歯根は口蓋根のみとなってしまうことなどから，エムドゲインと骨移植材による歯周組織再生療法を行った．また，⌊7 の遠心部については垂直性骨欠損の形態が1壁性で非常に浅く広かったため，同部は歯周組織再生療法の適応にはならず，他の垂直性骨欠損部にのみ歯周組織再生療法を行った．

6⌋ は，頬側にⅡ度，舌側にⅠ度の根分岐部病変が存在していた．そのため，頬側の根分岐部には，エムドゲインと骨移植材を用いた歯周組織再生療法が適用された．

⌊5 遠心側に2〜3壁性の骨欠損が存在していた．そのため，歯周組織再生療法を適用した．

2．矯正治療

歯周外科終了後6カ月，⌊5 隣接面の歯根近接を改善するために矯正治療を行った．結果として，矯正治療後は同部のPPDが安定したため，経過観察となった．

3．インプラント埋入

⌊3 はHopelessの診断のもと，抜歯を行い，その後は軟組織の治癒を待ち，インプラント埋入手術を行った．埋入後，プラットフォーム付近の歯槽骨が水平的・垂直的な

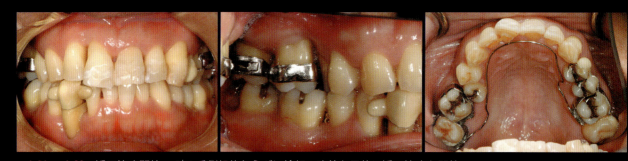

1-21 〜 1-23 矯正治療開始．5⏌の舌側転位ならびに捻転の改善を目的に矯正治療を開始

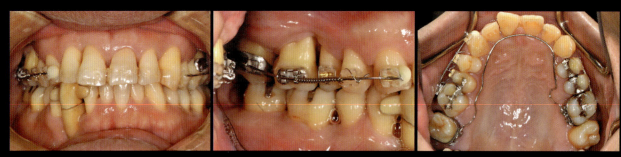

1-24 〜 1-26 矯正治療後．矯正治療による叢生ならびに歯根近接の改善により，5⏌の周囲に存在した深い PPD は消失した

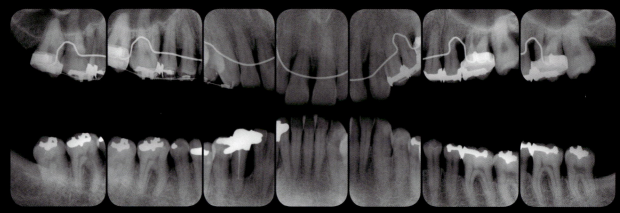

1-27 矯正治療後の X 線写真．6 5⏌の歯根近接の改善と 6⏌に存在した垂直性骨欠損の改善も認められた

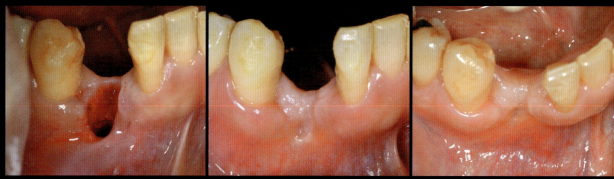

1-28 両隣在歯との固定部を除去して 3⏌を抜歯　　**1-29, 1-30** 抜歯後 1 カ月．抜歯窩の治癒が認められる

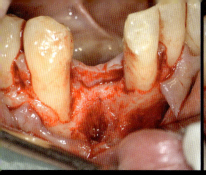
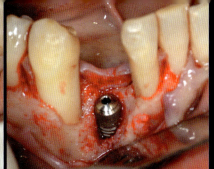

1-31, 1-32　インプラント埋入時．理想的ポジションにインプラントを埋入した結果，スレッドが露出している．また，4̲の近心骨吸収を確認した

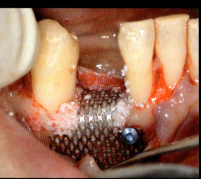
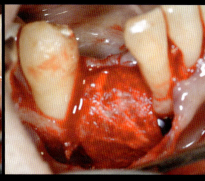
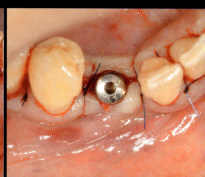

1-33, 1-34　GBR時．露出したスレッドを覆うように骨補填材，チタンメッシュ，吸収性メンブレンを用いたGBRを行った．同時に，4̲の近心面にはエムドゲインを併用した歯周組織再生療法を行った

1-35　術後

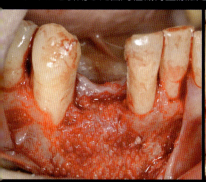
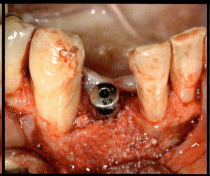

1-36～1-38　二次オペ時．フラップを開け，チタンメッシュを除去したところ，十分な量の再生骨が認められた．また，4̲の近心骨レベルも改善していた

　骨量不足により，スレッドが露出していた．そのため，同骨欠損部に骨移植材とチタンメッシュ，吸収性メンブレンを用いたGBRが行われた．
　また，同時に4̲の歯根近心面にエムドゲインを適用して歯周組織再生療法も行った．

4. 補綴治療／再評価

　二次オペ後，3̲部のインプラント上部構造物を装着した．一連の歯周治療によって歯周組織は安定傾向を示したため，孤立した5～6mmのPPDの管理を念頭においてSPTへと移行した．

5. メインテナンス

　患者は3カ月ごとのSPTを継続している．その結果，孤立した5～6mmのPPD

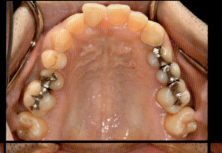

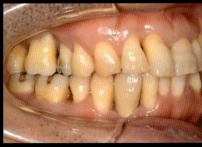
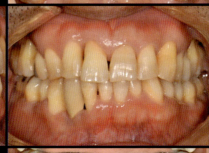
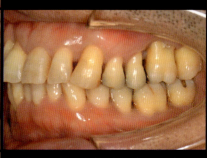

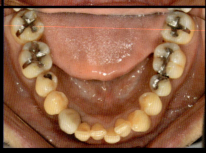

1-39 〜 1-43 最終補綴時の口腔内．6│6 の近心に歯肉退縮が残存したが，患者自身による極めて良好なプラークコントロールが持続しており，歯肉に炎症所見は認められない

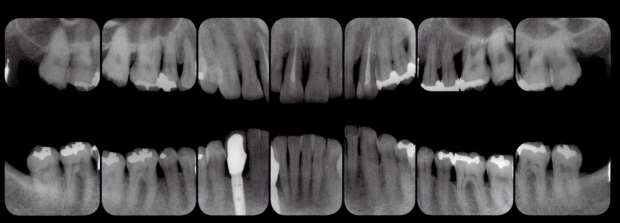

1-44 最終補綴時のX線写真．軽度の垂直性骨欠損を有する歯もあるが，術前に存在した大きな垂直性骨欠損は大きく改善している

動揺度																																1																
PPD	B			3	4	3	4	3	4	3	2	3	3	3	3	2	2	2	4	3	2	3	2	2	2	4	2	2	3	2	3	3	2	3	**4**	**4**	**3**	3	3	**4**						
	L			3	2	4	5	3	4	4	3	3	3	2	3	3	3	2	3	2	3	3	3	2	2	4	5	4	3	3	3	3	4	5	2	4	3	4						
		8		7			6			5			4			3			2			1			1			2			3			4			5			6			7			8	
PPD	L			5	5	3	3	3	3	**4**	2	3	3	2				2	2	2	2	2	2	2	2	2	2	2	2	2	3	3	3	3	3	3	3	**4**	3	3	3					
	B			4	3	3	3	3	3	**3**	2	2	2	2				3	2	2	3	2	2	2	2	2	3	2	2	3	2	4	2	3	3	3	3	3	3	3					
動揺度										1																																				

1-45 最終補綴時の歯周組織検査．6│にⅠ度の根分岐部病変，5mmのPPDが散在しているが，良好に経過している

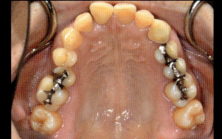
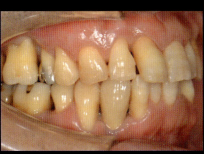
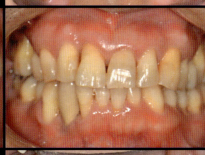
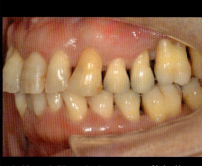
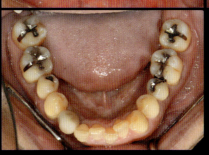

1-46 〜 1-50 メインテンス移行後2年の口腔内．3カ月ごとのメインテナンスに欠かさず来院しており，生来の真面目さからか現在もプラークコントロールは極めて良好である．そのため，歯周組織は良好に管理されている

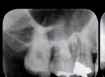
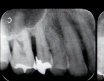
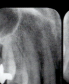
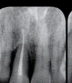
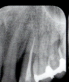
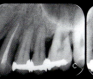
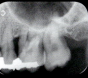

Chapter IV 複雑な症例への対応

2 Case 2 慢性歯周炎

主訴

40歳代，男性．一般開業医によって長期に渡って歯周病の管理が行われていたが，1| の保存不可能との診断を受けたため，他の歯を含めて歯の保存を検討した結果，当院を受診．当院受診前は，他院にて歯周基本治療後，1カ月ごとのSPTを受けていた．

患者は上顎前歯部の状態を気にしており，同部に審美的かつ機能的な治療結果を要望していた．

初診時所見

現在のみならず過去にも歯科疾患ならびに歯科治療に影響を与える全身疾患の既往はなかった．喫煙歴は20年以上で，初診時には1日20本の喫煙をしていた．

歯肉外観は，1| の歯肉が大きく退縮していた．また，歯肉は線維性で，全顎的にメラニン色素沈着が認められた．歯周組織検査を行ったところ，PlI 68％，BOP 25％であった．前歯部ならびに臼歯部には深いPPDが認められ，それと呼応するように深い垂直性ならびに水平性骨欠損がX線写真においても認められた．また，上顎臼歯部にはI～II度の根分岐部病変が認められ，X線写真でもその存在が示唆された．動揺度は，一部の歯を除いて低かったが，1|3 は3度，7|7 は2＋度であった．

側方運動時の非作業側の干渉は認められず，ブラキシズムのような不良習癖の自覚もなかったが，問診時に上顎前歯部を舌で押し出すような習癖が観察された．

診断

患者は，継続した歯科医院管理におかれていたが，病状が悪化していた．そのため，難治性の病態を示しているものと疑い，診断を進めていった．しかしながら，プラークコントロールは良好とはいえず，歯周組織検査時に歯肉縁下歯石が認められたことより，局所因子の存在と疾患の進行が比例していることが判明した．そして，喫煙歴も長期に渡っていたことから，歯周病のリスク因子の管理も行われていないことなども総合的に考慮して，診断は広汎型重度慢性歯周炎とした．そして，1|3 については舌突出癖による咬合性外傷とした．

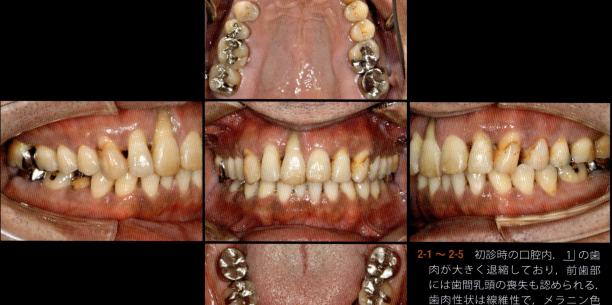

2-1 〜 2-5 初診時の口腔内．1| の歯肉が大きく退縮しており，前歯部には歯間乳頭の喪失も認められる．歯肉性状は線維性で，メラニン色素沈着が認められる

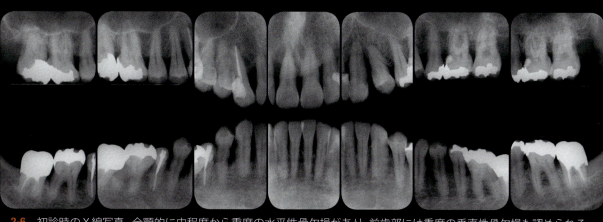

2-6 初診時のX線写真．全顎的に中程度から重度の水平性骨欠損があり，前歯部には重度の垂直性骨欠損も認められる．上顎臼歯部は根分岐部病変の存在が示唆される

動揺度					2+								2		2		3			2		3								2+	
PPD	B			4	7	3	3	3	3	2	3	3	2	3	3	2	3	6	3	8	6	6	3	3	5	3	3	3	3	9	2	2	3	3	2	3	2	3	4	6	4	2	6
	L			6	6	6	8	6	5	3	2	3	6	5	5	6	7	9	7	3	7	9	9	9	3	3	6	3	4	9	9	9	3	3	3	3	3	4	6	6	7	5	6	7
		8			7			6			5			4			3			2			1			1			2			3			4			5			6			7			8
PPD	L			8	3	3	5	5	4	3	3	3	4	6	9	3	3	6	3	3	3	3	3	2	3	2	3	3	3	2	3	2	3	2	6	3	4	3	3	3	3	9
	B			6	3	5	3	2	3	3	3	4	2	3	6	3	7	6	2	3	3	2	3	2	3	3	2	3	3	2	3	2	6	3	6	3	3	5	3	6	8
動揺度																2			1																								

PI 68%，BOP 25%

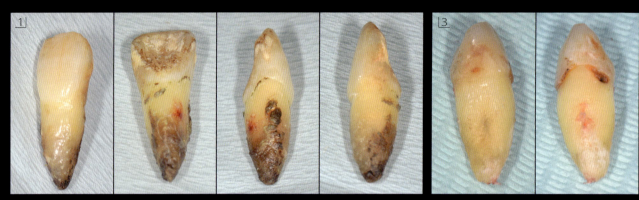

2-8 〜 2-13　抜去歯．1｜3 には根尖部にまで及ぶ歯石の沈着が認められる

病因

　直接的病因は細菌性プラークであるが，間接的病因として喫煙習慣ならびに口腔内不良習癖があげられる．

歯周基本治療

　最初にプラークコントロールならびに禁煙の重要性を歯科医師ならびに歯科衛生士から伝えられた．そして，同様の示唆は歯周基本治療中の来院時すべてで行われた．結果，患者のプラークコントロールは徐々に改善し，禁煙にも成功した．
　その後，全顎に SRP を行い，歯肉縁下歯石の除去と根面のデブライドメントを可及的に行った．そして，すでに動揺度が3度で，明らかに根尖部まで骨吸収が進んだ 1｜3 は保存不可能であることを説明し，患者の同意が得られたため抜歯した．

再評価

　再評価の結果，部分的に深い歯周ポケットがいまだ存在するが，多くの部位に改善が認められ，BOP の値も改善した．それと同時に多数歯に歯肉退縮が認められた．

予後判定

　再評価の結果ならびにそれまでの患者との関わりから把握した点を考慮して予後判定を行った．

1．患者レベル因子（patient level factor）

　「プラークコントロール改善」「良好なコンプライアンス」「上顎前歯の抜歯の結果，不良習癖改善」「全身的健康」「経済的限度が少ない」と概ね良好である．一方，現在は

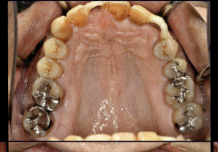
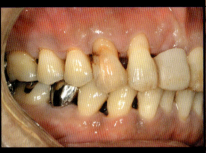
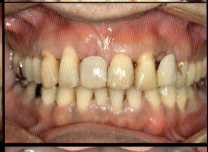
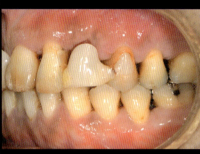
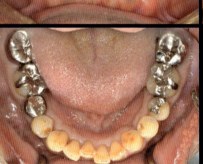

2-14 〜 2-18 再評価時の口腔内．歯科衛生士による禁煙指導から始まり，TBI，SRPといった歯周基本治療が奏功した結果，歯肉の炎症が顕著に消退し，歯肉退縮，歯間乳頭の消失が認められる

動揺度											2		2						2								2		
PPD B			8	6	3	3	3	4	3	2	3	3	3	3	2	3	3	2	3		3	3	3	4	3	3		3	2	3	3	2	3	3	3	3	3
PPD L			7	5	6	6	3	5	3	2	3	4	3	3	3	5	6	4	3	6		3	2	2	4	3	3		3	3	3	3	3	4	3	6	4	6
	8		7			6			5			4			3			2			1			1			2			3			4			5			6			7			8
PPD L			9	3	3	3	6	3	4	3	3	3	3	3	3	3	6	5	2	2	2	2	2	2	2	2	2	2	2	2	2	3	3	3	4	3	4	4	3	3	3	9
PPD B			4	3	3	3	3	3	3	3	3	3	3	3	4	5	3	4	2	2	2	2	2	2	2	2	2	2	2	2	3	3	3	5	3	3	3	3	3	6	7
動揺度														2					1																						

PlI 22%，BOP 12%

2-19 再評価時の歯周組織検査．PPD，PlIならびにBOPの改善が認められる

骨吸収量／PPD	骨欠損形態	根分岐部病変	歯冠-歯根比
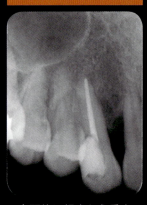	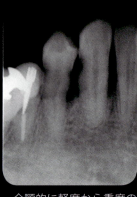	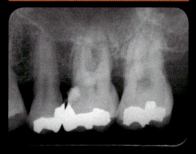	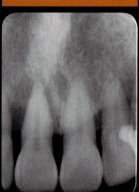
全顎的に軽度から重度の骨吸収ならびに深い PPD が認められる	全顎的に軽度から重度の水平性骨欠損が認められる．4̄ 近心には軽度の垂直性骨欠損が認められる	6̄ には，Ⅱ度の根分岐部病変が頬側中央部に認められる	7̄ 2̄｜7̄ ，4̄ 3̄の歯冠-歯根比が 1.5：1 と悪かった

2-20 歯牙レベル因子

> 歯周再生療法の適用条件については Chapter Ⅲ -2 を参照

禁煙中であるが，過去に長期に渡って喫煙者であったことや年齢を考慮した歯周炎の進行状態も考えなければならない．

そのため，口腔内全体の予後判定は Guarded とした．そして，歯周組織再生療法の適用条件として，改めて患者レベル因子を考察してみると，概ね良好であるといえる．

2．歯牙レベル因子（individual teeth level factor）

歯牙レベル因子ごとに各歯を評価すると，2-20 のようになる．

3．予後判定

以上の点を考慮して，個々の歯の予後判定を行った．なお，判定に際しては，患者レベル因子や歯牙レベル因子が前述の根分岐部病変，垂直性骨欠損治療のフローチャートを参照した結果，歯周組織再生の予知性が高いと判断した歯に関しては予後判定を向上

動揺度	根形態	エンド病変
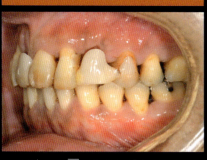	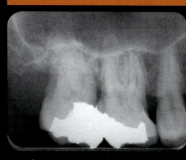	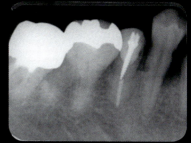
3 2｜2 7, 4̄ は動揺度が2度であった	7̄｜7 は，歯根が癒合した結果，単根歯化していた	根管治療を行っている歯が存在したが，根尖病変はすべての歯で認められなかった

カリエス	歯牙の位置／咬合関係	その他（不良補綴物）
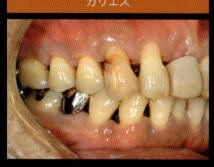	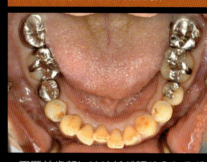	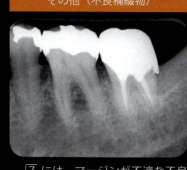
臼歯部に隣接面カリエスならびに二次カリエスが認められた	下顎前歯部には咬耗が認められるが，前歯部ガイドの欠如による非作業側干渉は認められない	7̄ には，マージンが不適な不良補綴物が認められる

治療計画

　　個々の歯の予後判定を基準にして，以後の歯周外科／補綴治療に関する治療計画を立案した（**2-21**）．

1．歯周外科
　　深いPPDが存在し，中等度～重度の垂直性骨欠損ならびに根分岐部病変が存在する臼歯部は，垂直性骨欠損への対応のフローチャートを適用させ，骨外科による歯周外科を適用させた．

2．補綴的要求の考慮
　　1｜3 を抜歯した結果，同部に欠損補綴を行う必要があるが，その時の補綴処置によって生じる隣在歯への影響を考える必要がある．欠損補綴としてブリッジを選択した

```
＜垂直性骨欠損＞

【上顎左側臼歯部
　下顎右側臼歯部】
骨縁下欠損＞3mm
　　↓
Narrow, 1-2wall
　　↓
EMD + BRG

【上顎右側臼歯部】
骨縁下欠損＜3mm
　　↓
切除療法
```

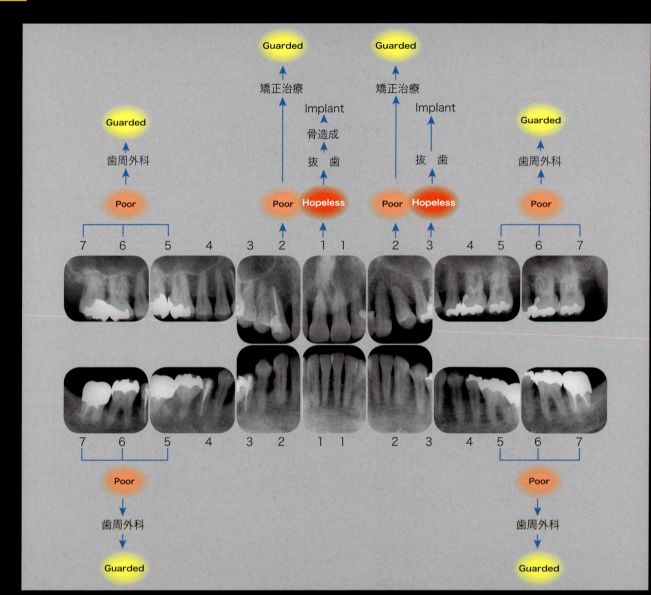

2-21 各歯牙の予後判定と治療計画

場合，Poorと判断された 2|2 が支台歯として機能できるかを考慮しなければならない．ブリッジを選択した場合はロングスパンを避け，さらに支台歯の薄弱性を考えた結果，同部の補綴方法はインプラントを選択した．そして，その際に同部の骨量が不足していることから，必要な骨造成を行った後，同部にインプラントを埋入する計画を立案した．

3．矯正治療

2|2 は，歯周基本治療の結果，著しく歯肉が退縮していた．同部の審美性の改善を目的に矯正治療による歯肉マージンの平均化ならびに歯冠乳頭の再建を計画した．

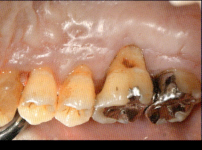 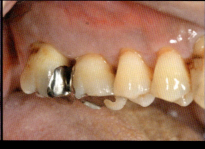

2-22, 2-23 上顎右側臼歯部の歯周外科手術の術前. 7 6| に深い PPD が認められる

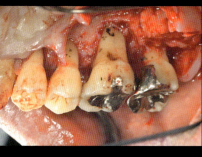 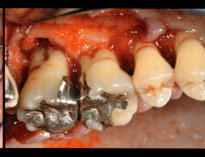

2-24, 2-25 フラップ形成後. 6 5| の口蓋根には緻密に付着した歯石が認められた. また, 6| の口蓋根周囲には 3mm に満たない骨縁下欠損, 7| には頬側根周囲に 4mm 以上の骨縁下欠損, Ⅰ度の根分岐部病変が認められた

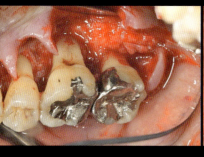 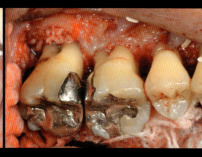

2-26, 2-27 骨外科, デブライドメント後. 6| には切除療法としての骨外科を選択して口蓋根に面して存在する垂直性骨欠損の改善を行った. 7| は骨縁下欠損が深いため, 歯周組織再生療法を選択

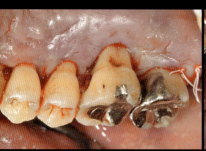 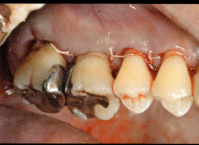

2-28, 2-29 単純縫合ならびに改良型垂直マットレス縫合を行った

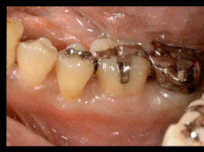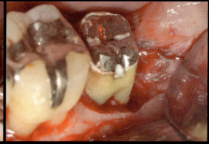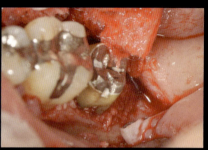

2-30 〜 2-32　下顎左側臼歯部の再生療法．7̲ を取り囲むように垂直性骨欠損が存在したため，歯周組織再生療法を選択

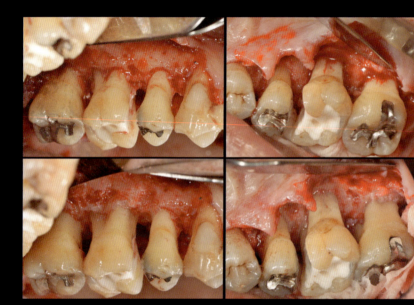

2-33 〜 2-36　上顎左側臼歯部の骨外科．フラップ形成，徹底的なデブライドメントを行った後，3mm に満たない浅い垂直性骨欠損を骨外科にて修正

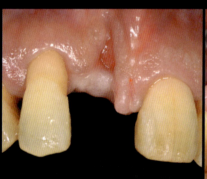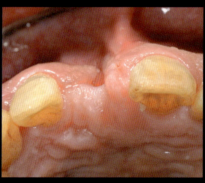

2-37, 2-38　|1 抜歯後2カ月．抜歯する前から軟組織，硬組織の両方を大きく失っており，抜歯後も抜歯窩の軟組織形成不全が認められる

　この時点で，改めて根分岐部病変治療のフローチャートに従い，処置方針の再確認を行ったところ，歯周組織再生療法を行うための患者因子はおおむね良好であったこと，ルートセパレーションの対象にはならないことなどから，骨移植材による再生療法を行った．
　|3 の抜歯後，軟組織の治癒を待ち，1| 部は結合組織移植術と骨造成を行った．それから，1|3 部にインプラント埋入手術を行ったが，歯槽骨が水平的・垂直的に骨量が不足していたため，埋入後にプラットフォーム付近のスレッドが露出していた．そのため，同骨欠損部に骨移植材とチタンメッシュ，吸収性メンブレンを用いた GBR が行

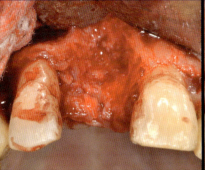
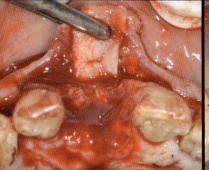
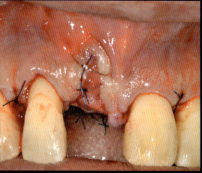

2-39 ～ 2-41 1| 部に軟組織の修復を目的にした結合組織移植術と，硬組織の回復を目的にした骨造成を同時に行った

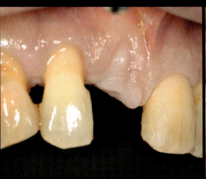
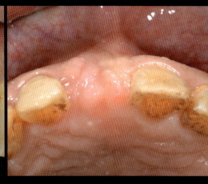

2-42，2-43 1| 部のインプラント埋入手術の術前．軟組織の回復と顎堤全体の量の回復が認められる

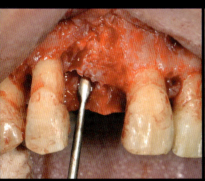
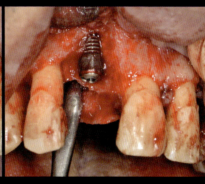

2-44，2-45 インプラント埋入時．補綴学的に最適な位置にインプラントを埋入したところ，頬側に大きくスレッドが露出した．また，2| の近心には垂直性骨欠損が認められた

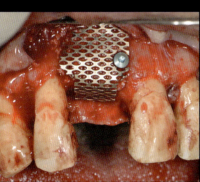
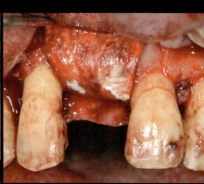
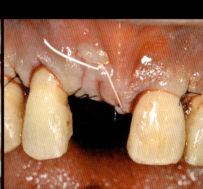

2-46 ～ 2-48 GTR・エムドゲイン，GBR 時．2| の露出根面にエムドゲインを塗布後，同部ならびに 1| 部のインプラント

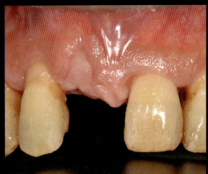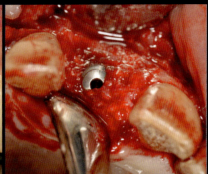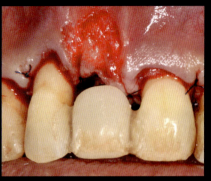

2-49〜2-51　二次オペ時．チタンメッシュを除去したところ，十分な再生骨に覆われたインプラントを確認し，ヒーリングキャップを装着して弁を縫合閉鎖．その時に 1| 部の頰側歯肉形態の改善のため，歯肉整形を実施

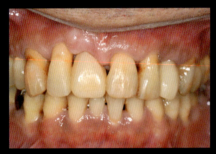

2-52　1|3 部のインプラントにテンポラリーアバットメントとクラウンを装着．2|2 の歯肉退縮ならびに上顎前歯部の歯肉レベル不正が認められる

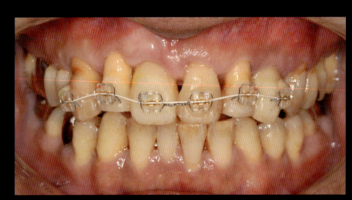

2-53　歯肉レベルの不正改善ならびに残存した深い PPD の改善のため矯正治療を開始

われた．また，同時に 2|2 の歯根近心部にエムドゲインを適用して可能な限りの歯周組織再生療法も行った．

2．矯正治療

　歯周外科ならびにインプラント埋入から 6 カ月後に二次オペを行い，1| 部と |3 部のインプラントにテンポラリークラウンを装着して，上顎前歯部の矯正治療を開始した．1 カ月に 1mm の割合で 2|2 を挺出させ，歯冠乳頭の回復を行った．

3．補綴治療／再評価

　その後，最終補綴処置に移行した．一連の歯周治療によって，歯周組織は安定傾向を示したが，7|7 には孤立した 5〜6mm の PPD が残存しており，予後が不安な状態であった．そのため，同部の管理を念頭において SPT へと移行した．

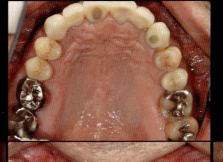
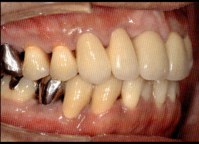
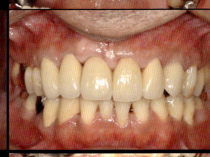
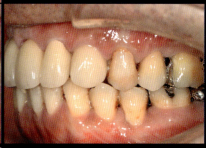
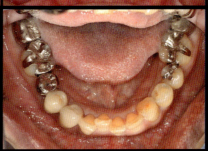

2-54 〜 2-58 最終補綴時の口腔内．3 2 | 1 2 は，補綴物による永久固定を行い，動揺度の改善と舌癖への対応を行った

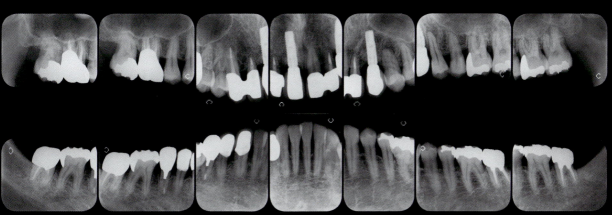

2-59 最終補綴時のX線写真

4．治療終了後1年

　患者は3カ月ごとのSPTを継続している．その結果，孤立した5〜6mmのPPDはその状態を維持しており，動揺度などの臨床的パラメータは大きな変化がなく，歯周組

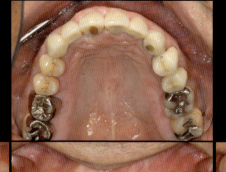
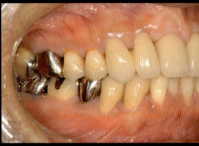
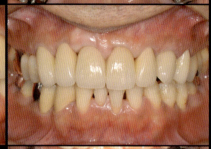
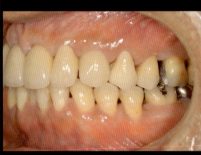
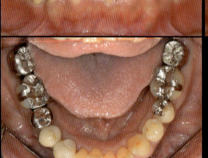

2-60〜2-64 メインテナンス移行後1年の口腔内．3カ月ごとのメインテナンスにも応じ，プラークコントロールも良好なため，歯肉は安定している

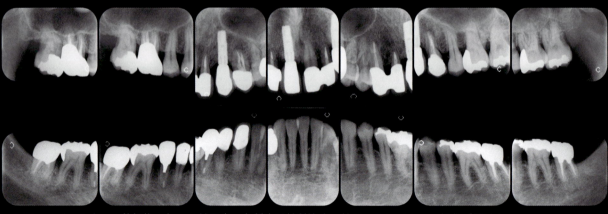

2-65 メインテナンス移行後1年のX線写真．各種歯周外科治療の効果で骨レベルの平坦化が認められる

動揺度																																	
PPD	B			5	2	3	3	2	3	3	2	3	3	2	3	2	3	**3**	2	3		3	2	3	3	2	2		3	2	3	2	3	3	3	3	3	**4**
	L			4	3	4	3	3	3	3	3	3	3	3	3	3	3	3	2	3		3	2	3	3	2	3		3	3	3	2	3	3	3	3	3	4
		8		7			6			5			4			3			2			1			1			2			3			4			5			6			7			8
PPD	L			4	4	4	3	3	3	**3**	2	3	3	3	2	3	3	3	2	3	2	2	2	2	2	2	2	2	2	3	2	3	3	2	3	2	**3**	3	3	3
	B			4	3	4	3	3	**3**	2	3	2	3	2	3	2	3	2	3	2	2	2	2	2	2	2	2	3	2	3	2	3	2	2	2	3	2	3	2	3
動揺度						1																												

PlI 22%, BOP 12%

2-66 メインテナンス移行後1年の歯周組織検査．孤立した5mmのPPDが存在するが全体的には安定している

文献

Chapter I リスクから紐解くペリオの予後

1) Löe H, Ånerud A, Boysen H, Smith M. The natural history of periodontal disease in man. Study design and baseline data. *J Periodontal Res.* 1978; **13**(6): 550-562.
2) Yoneyama T, Okamoto H, Lindhe J, Socransky SS, Haffajee AD. Probing depth, attachment loss and gingival recession. Findings from a clinical examination in Ushiku, Japan. *J Clin Periodontol.* 1988; **15**(9): 581-591.
3) Bergström J. Cigarette smoking as risk factor in chronic periodontal disease. *Community Dent Oral Epidemiol.* 1989; **17**(5): 245-247.
4) Shlossman M, Knowler WC, Pettitt DJ, Genco RJ. Type 2 diabetes mellitus and periodontal disease. *J Am Dent Assoc.* 1990; **121**(4): 532-536.
5) McGuire MK. Prognosis versus actual outcome: a long-term survey of 100 treated periodontal patients under maintenance care. *J Periodontol.* 1991; **62**: 51-58.
6) McGuire MK, Nunn ME. Prognosis versus actual outcome. II. The effectiveness of clinical parameters in developing an accurate prognosis. *J Periodontol.* 1996; **67**(7): 658-665.
7) McGuire MK, Nunn ME. Prognosis versus actual outcome. III. The effectiveness of clinical parameters in accurately predicting tooth survival. *J Periodontol.* 1996; **67**(7): 666-674.
8) Socransky SS, Haffajee AD, Cugini MA, Smith C, Kent RL Jr. Microbial complexes in subgingival plaque. *J Clin Periodontol.* 1998; **25**(2): 134-144.
9) Brochut PF, Marin I, Baehni P, Mombelli A. Predictive value of clinical and microbiological parameters for the treatment outcome of scaling and root planing. *J Clin Periodontol.* 2005; **32**(7): 695-701.
10) Listgarten MA, Loomer PM. Microbial identification in the management of periodontal diseases. A systematic review. *Ann Periodontol.* 2003; **8**(1): 182-192.
11) Michalowicz BS, Aeppli D, Virag JG, Klump DG, Hinrichs JE, Segal NL, Bouchard TJ Jr, Pihlstrom BL. Periodontal findings in adult twins. *J Periodontol.* 1991; **62**(5): 293-299.
12) Michalowicz BS, Diehl SR, Gunsolley JC, Sparks BS, Brooks CN, Koertge TE, Califano JV, Burmeister JA, Schenkein HA. Evidence of a substantial genetic basis for risk of adult periodontitis. *J Periodontol.* 2000; **71**(11): 1699-1707.
13) Kornman KS, Crane A, Wang HY, di Giovine FS, Newman MG, Pirk FW, Wilson TG Jr, Higginbottom FL, Duff GW. The interleukin-1 genotype as a severity factor in adult periodontal disease. *J Clin Periodontol.* 1997; **24**: 72-77.
14) McGuire MK, Nunn ME. Prognosis versus actual outcome. IV. The effectiveness of clinical parameters and IL-1 genotype in accurately predicting prognoses and tooth survival. *J Periodontol.* 1999; **70**(1): 49-56.
15) Meisel P, Siegemund A, Dombrowa S, Sawaf H, Fanghaenel J, Kocher T. Smoking and polymorphisms of the interleukin-1 gene cluster (IL-1alpha, IL-1beta, and IL-1RN) in patients with periodontal disease. *J Periodontol.* 2002; **73**(1): 27-32.
16) Armitage GC, Wu Y, Wang HY, Sorrell J, di Giovine FS, Duff GW. Low prevalence of a periodontitis-associated interleukin-1 composite genotype in individuals of Chinese heritage. *J Periodontol.* 2000; **71**(2): 164-171.
17) Huynh-Ba G, Lang NP, Tonetti MS, Salvi GE. The association of the composite IL-1 genotype with periodontitis progression and/or treatment outcomes: a systematic review. *J Clin Periodontol.* 2007; **34**(4): 305-317.
18) Cortellini P, Stalpers G, Mollo A, Tonetti MS. Periodontal regeneration versus extraction and prosthetic replacement of teeth severely compromised by attachment loss to the apex: 5-year results of an ongoing randomized clinical trial. *J Clin Periodontol.* 2011; **38**(10): 915-924.
19) Avila G, Galindo-Moreno P, Soehren S, Misch CE, Morelli T, Wang HL. A novel decision-making process for tooth retention or extraction. *J Periodontol.* 2009; **80**(3): 476-491.
20) Machtei EE, Zubrey Y, Ben Yehuda A, Soskolne WA. Proximal bone loss adjacent to periodontally "hopeless" teeth with and without extraction. *J Periodontol.* 1989; **60**(9): 512-515.
21) DeVore CH, Beck FM, Horton JE. Retained "hopeless" teeth. Effects on the proximal periodontium of adjacent teeth. *J Periodontol.* 1988; **59**(10): 647-651.
22) Wojcik MS, DeVore CH, Beck FM, Horton JE. Retained "hopeless" teeth: lack of effect periodontally-treated teeth have on the proximal periodontium of adjacent teeth 8-years later. *J Periodontol.* 1992; **63**(8): 663-666.
23) Machtei EE, Hirsch I. Retention of hopeless teeth: the effect on the adjacent proximal bone following periodontal surgery. *J Periodontol.* 2007; **78**(12): 2246-2252.

Chapter II-1 歯周基本治療

1) Löe H, Ånerud A, Boysen H, Morrison E. Natural history of periodontal disease in man. Rapid, moderate and no loss of attachment in Sri Lankan laborers 14 to 46 years of age. *J Clin Periodontol.* 1986; **13**: 431-445.
2) Hirschfeld L, Wasserman B. A long-term survey of tooth loss in 600 treated periodontal patients. *J Periodontol.* 1978; **49**(5): 225-237.
3) McFall WT Jr. Tooth loss in 100 treated patients with periodontal disease. A long-term study. *J Periodontol.* 1982; **53**: 539-549.
4) Goldman MJ, Ross IF, Goteiner D. Effect of periodontal therapy on patients maintained for 15 years or longer. A retrospective study. *J Periodontol.* 1986; **57**(6): 347-353.
5) Pearlman BA. Long-term periodontal care: a comparative retrospective survey. *J Periodontol.* 1993; **64**(8): 723-729.
6) Lindhe J, Westfelt E, Nyman S, Socransky SS, Haffajee AD. Long-term effect of surgical/non-surgical treatment of

periodontal disease. *J Clin Periodontol*. 1984; **11**: 448-458.
7) Ramfjord SP, Caffesse RG, Morrison EC, Hill RW, Kerry GJ, Appleberry EA, Nissle RR, Stults DL. 4 modalities of periodontal treatment compared over 5 years. *J Clin Periodontol*. 1987; **14**: 445-452.
8) Kaldahl WB, Kalkwarf KL, Patil KD, Molvar MP, Dyer JK. Long-term evaluation of periodontal therapy: I. Response to 4 therapeutic modalities. *J Periodontol*. 1996; **67**(2): 93-102.
9) Loos B, Nylund K, Claffey N, Egelberg J. Clinical effects of root debridement in molar and non-molar teeth. A 2-year follow-up. *J Clin Periodontol*. 1989; **16**(8): 498-504.
10) Fleischer HC, Mellonig JT, Brayer WK, Gray JL, Barnett JD. Scaling and root planing efficacy in multirooted teeth. *J Periodontol*. 1989; **60**: 402-409.
11) Moore J, Wilson M, Kieser JB. The distribution of bacterial lipopolysaccharide (endotoxin) in relation to periodontally involved root surfaces. *J Clin Periodontol*. 1986; **13**(8): 748-751.
12) Cadosch J, Zimmermann U, Ruppert M, Guindy J, Case D, Zappa U. Root surface debridement and endotoxin removal. *J Periodontal Res*. 2003; **38**(3): 229-236.
13) Sherman PR, Hutchens LH Jr, Jewson LG, Moriarty JM, Greco GW, McFall WT Jr. The effectiveness of subgingival scaling and root planning. I. Clinical detection of residual calculus. *J Periodontol*. 1990; **61**(1): 3-8.
14) Nyman S, Westfelt E, Sarhed G, Karring T. Role of "diseased" root cementum in healing following treatment of periodontal disease. A clinical study. *J Clin Periodontol*. 1988; **15**(7): 464-468.

Chapter II-2　歯周外科治療

1) Socransky SS, Haffajee AD, Smith C, Dibart S. Relation of counts of microbial species to clinical status at the sampled site. *J Clin Periodontol*. 1991; **18**(10): 766-775.
2) Kaldahl WB, Kalkwarf KL, Patil KD, Molvar MP, Dyer JK. Long-term evaluation of periodontal therapy: I. Response to 4 therapeutic modalities. *J Periodontol*. 1996; **67**(2): 93-102.
3) Kaldahl WB, Kalkwarf KL, Patil KD, Molvar MP, Dyer JK. Long-term evaluation of periodontal therapy: II. Incidence of sites breaking down. *J Periodontol*. 1996; **67**(2): 103-108.
4) Lindhe J, Socransky SS, Nyman S, Haffajee A, Westfelt E. "Critical probing depths" in periodontal therapy. *J Clin Periodontol*. 1982; **9**(4): 323-336.
5) Host modulation, anti-infective agents, and tissue engineering. Proceedings of the 2003 Workshop on Contemporary Science in Clinical Periodontics. Oak Brook, Illinois, July 26-29, 2003. *Ann Periodontol*. 2003; **8**(1); 1-352.
6) Murphy KG, Gunsolley JC. Guided tissue regeneration for the treatment of periodontal intrabony and furcation defects. A systematic review. *Ann Periodontol*. 2003; **8**(1): 266-302.
7) Froum SJ, Weinberg MA, Rosenberg E, Tarnow D. A comparative study utilizing open flap debridement with and without enamel matrix derivative in the treatment of periodontal intrabony defects: a 12-month re-entry study. *J Periodontol*. 2001; **72**(1): 25-34.
8) Aichelmann-Reidy ME, Reynolds MA. Predictability of clinical outcomes following regenerative therapy in intrabony defects. *J Periodontol*. 2008; **79**(3): 387-393.
9) Nyman S, Lindhe J, Rosling B. Periodontal surgery in plaque-infected dentitions. *J Clin Periodontol*. 1977; **4**(4): 240-249.
10) Rosling B, Nyman S, Lindhe J, Jern B. The healing potential of the periodontal tissues following different techniques of periodontal surgery in plaque-free dentitions. A 2-year clinical study. *J Clin Periodontol*. 1976; **3**(4): 233-250.
11) Cortellini P, Tonetti MS. Clinical performance of a regenerative strategy for intrabony defects: scientific evidence and clinical experience. *J Periodontol*. 2005; **76**(3): 341-350.
12) Caffesse RG, Sweeney PL, Smith BA. Scaling and root planing with and without periodontal flap surgery. *J Clin Periodontol*. 1986; **13**(3): 205-210.
13) Laurell L, Gottlow J, Zybutz M, Persson R. Treatment of intrabony defects by different surgical procedures. A literature review. *J Periodontol*. 1998; **69**(3): 303-313.
14) Prichard J. The Infrabony technique as a predictable procedure. *J Periodontol*. 1957; **28**: 202-216.
15) Tsitoura E, Tucker R, Suvan J, Laurell L, Cortellini P, Tonetti M. Baseline radiographic defect angle of the intrabony defect as a prognostic indicator in regenerative periodontal surgery with enamel matrix derivative. *J Clin Periodontol*. 2004; **31**(8): 643-647.
16) Fleischer HC, Mellonig JT, Brayer WK, Gray JL, Barnett JD. Scaling and root planing efficacy in multirooted teeth. *J Periodontol*. 1989; **60**(7): 402-409.
17) Huynh-Ba G, Kuonen P, Hofer D, Schmid J, Lang NP, Salvi GE. The effect of periodontal therapy on the survival rate and incidence of complications of multirooted teeth with furcation involvement after an observation period of at least 5 years: a systematic review. *J Clin Periodontol*. 2009; **36**(2): 164-176.
18) Ochsenbein C. A primer for osseous surgery. Int J Periodontics Restorative Dent. 1986; 6(1): 8-47.
19) Murphy KG. Postoperative healing complications associated with Gore-Tex Periodontal Material. Part II. Effect of complications on regeneration. *Int J Periodontics Restorative Dent*. 1995; **15**(6): 548-561.
20) Blumenthal NM, Alves ME, Al-Huwais S, Hofbauer AM, Koperski RD. Defect-determined regenerative options for treating periodontal intrabony defects in baboons. *J Periodontol*. 2003; **74**(1): 10-24.
21) Zucchelli G, Bernardi F, Montebugnoli L, De SM. Enamel matrix proteins and guided tissue regeneration with titanium-reinforced expanded polytetrafluoroethylene membranes in the treatment of infrabony defects: a comparative controlled clinical trial. *J Periodontol*. 2002; **73**(1): 3-12.
22) Zucchelli G, Amore C, Montebugnoli L, De Sanctis M. Enamel matrix proteins and bovine porous bone mineral in the treatment of intrabony defects: a comparative controlled clinical trial. *J Periodontol*. 2003; **74**(12): 1725-1735.
23) Nevins M, Giannobile WV, McGuire MK, Kao RT, Mellonig JT, Hinrichs JE, McAllister BS, Murphy KS, McClain PK, Nevins ML, Paquette DW, Han TJ, Reddy MS, Lavin PT, Genco RJ, Lynch SE. Platelet-derived growth factor stimulates bone fill and rate of attachment level gain: results of a large multicenter randomized controlled trial. *J Periodontol*. 2005; **76**(12): 2205-2215.

Chapter II-3　歯周病患者へのインプラント治療

1) Baelum V, Ellegaard B. Implant survival in periodontally compromised patients. *J Periodontol.* 2004; **75**(10): 1404-1412.
2) Karoussis IK, Salvi GE, Heitz-Mayfield LJ, Brägger U, Hämmerle CH, Lang NP. Long-term implant prognosis in patients with and without a history of chronic periodontitis: a 10-year prospective cohort study of the ITI Dental Implant System. *Clin Oral Implants Res.* 2003; **14**(3): 329-339.
3) Mengel R, Behle M, Flores-de-Jacoby L. Osseointegrated implants in subjects treated for generalized aggressive periodontitis: 10-year results of a prospective, long-term cohort study. *J Periodontol.* 2007; **78**(12): 2229-2237.
4) Swierkot K, Lottholz P, Flores-de-Jacoby L, Mengel R. Mucositis, peri-implantitis, implant success, and survival of implants in patients with treated generalized aggressive periodontitis: 3- to 16-year results of a prospective long-term cohort study. *J Periodontol.* 2012; **83**(10): 1213-1225.
5) Roccuzzo M, Bonino F, Aglietta M, Dalmasso P. Ten-year results of a three arms prospective cohort study on implants in periodontally compromised patients. Part 2: clinical results. *Clin Oral Implants Res.* 2012; **23**(4): 389-395.
6) Heitz-Mayfield LJ. Peri-implant diseases: diagnosis and risk indicators. *J Clin Periodontol.* 2008; **35**: 292-304.
7) Shibli JA, Melo L, Ferrari DS, Figueiredo LC, Faveri M, Feres M. Composition of supra- and subgingival biofilm of subjects with healthy and diseased implants. *Clin Oral Implants Res.* 2008; **19**(10): 975-982.
8) Quirynen M, Vogels R, Peeters W, van Steenberghe D, Naert I, Haffajee A. Dynamics of initial subgingival colonization of 'pristine' peri-implant pockets. *Clin Oral Implants Res.* 2006; **17**(1): 25-37.
9) Pjetursson BE, Helbling C, Weber HP, Matuliene G, Salvi GE, Brägger U, Schmidlin K, Zwahlen M, Lang NP. Peri-implantitis susceptibility as it relates to periodontal therapy and supportive care. *Clin Oral Implants Res.* 2012; **23**(7): 888-894.
10) Cho-Yan Lee J, Mattheos N, Nixon KC, Ivanovski S. Residual periodontal pockets are a risk indicator for peri-implantitis in patients treated for periodontitis. *Clin Oral Implants Res.* 2012; **23**(3): 325-333.
11) Renvert S, Polyzois I, Claffey N. How do implant surface characteristics influence peri-implant disease? *J Clin Periodontol.* 2011; **38**: 214-222.
12) Quirynen M, Abarca M, Van Assche N, Nevins M, van Steenberghe D. Impact of supportive periodontal therapy and implant surface roughness on implant outcome in patients with a history of periodontitis. *J Clin Periodontol.* 2007; **34**(9): 805-815.
13) De Boever AL, Quirynen M, Coucke W, Theuniers G, De Boever JA. Clinical and radiographic study of implant treatment outcome in periodontally susceptible and non-susceptible patients: a prospective long-term study. *Clin Oral Implants Res.* 2009; **20**(12): 1341-1350.
14) Schrott AR, Jimenez M, Hwang JW, Fiorellini J, Weber HP. Five-year evaluation of the influence of keratinized mucosa on peri-implant soft-tissue health and stability around implants supporting full-arch mandibular fixed prostheses. *Clin Oral Implants Res.* 2009; **20**(10): 1170-1177.
15) Wennström JL, Derks J. Is there a need for keratinized mucosa around implants to maintain health and tissue stability? *Clin Oral Implants Res.* 2012; **23**: 136-146.
16) Roccuzzo M, De Angelis N, Bonino L, Aglietta M. Ten-year results of a three-arm prospective cohort study on implants in periodontally compromised patients. Part 1: implant loss and radiographic bone loss. *Clin Oral Implants Res.* 2010; **21**(5): 490-496.
17) Roccuzzo M, Bonino L, Dalmasso P, Aglietta M. Long-term results of a three arms prospective cohort study on implants in periodontally compromised patients: 10-year data around sandblasted and acid-etched (SLA) surface. *Clin Oral Implants Res.* 2014; **25**: 1105-1112.

Chapter III-1　根分岐部病変

1) Wang HL, Burgett FG, Shyr Y, Ramfjord S. The influence of molar furcation involvement and mobility on future clinical periodontal attachment loss. *J Periodontol.* 1994; **65**: 25-29.
2) McGuire MK, Nunn ME. Prognosis versus actual outcome. III. The effectiveness of clinical parameters in accurately predicting tooth survival. *J Periodontol.* 1996; **67**(7): 666-674.
3) dos Santos KM, Pinto SC, Pochapski MT, Wambier DS, Pilatti GL, Santos FA. Molar furcation entrance and its relation to the width of curette blades used in periodontal mechanical therapy. *Int J Dent Hyg.* 2009; **7**(4): 263-269.
4) Fleischer HC, Mellonig JT, Brayer WK, Gray JL, Barnett JD. Scaling and root planing efficacy in multirooted teeth. *J Periodontol.* 1989; **60**(7): 402-409.
5) Hirschfeld L, Wasserman B. A long-term survey of tooth loss in 600 treated periodontal patients. *J Periodontol.* 1978; **49**(5): 225-237.
6) Huynh-Ba G, Kuonen P, Hofer D, Schmid J, Lang NP, Salvi GE. The effect of periodontal therapy on the survival rate and incidence of complications of multirooted teeth with furcation involvement after an observation period of at least 5 years: a systematic review. *J Clin Periodontol.* 2009; **36**(2): 164-176.
7) Bowers GM, Schallhorn RG, McClain PK, Morrison GM, Morgan R, Reynolds MA. Factors influencing the outcome of regenerative therapy in mandibular Class II furcations: Part I. *J Periodontol.* 2003; **74**(9): 1255-1268.
8) Carnevale G, Pontoriero R, di Febo G. Long-term effects of root-resective therapy in furcation-involved molars. A 10-year longitudinal study. *J Clin Periodontol.* 1998; **25**(3): 209-214.
9) Laurell L, Gottlow J, Zybutz M, Persson R. Treatment of intrabony defects by different surgical procedures. A literature review. *J Periodontol.* 1998; **69**(3): 303-313.
10) Gargiulo AW, Wentz FM, Orban B. Dimensions and relations of the dentogingival junction in humans. *J Periodontol.* 1961; **32**: 261-267.
11) Murphy KG, Gunsolley JC. Guided tissue regeneration for the treatment of periodontal intrabony and furcation defects. A systematic review. *Ann Periodontol.* 2003; **8**: 266-302.
12) Gurinsky BS, Mills MP, Mellonig JT. Clinical evaluation of demineralized freeze-dried bone allograft and enamel matrix derivative versus enamel matrix derivative alone for the treatment of periodontal osseous defects in humans. *J Periodontol.* 2004; **75**(10): 1309-1318.
13) Evans GH, Yukna RA, Gardiner DL, Cambre KM.

Frequency of furcation closure with regenerative periodontal therapy. *J West Soc Periodontol Periodontal Abstr.* 1996; **44**(4): 101-109.

Chapter III-2　エンドペリオ病変

1) Rotstein I, Simon JH. Diagnosis, prognosis and decision-making in the treatment of combined periodontal-endodontic lesions. *Periodontol 2000.* 2004; **34**: 165-203.
2) Skoglund A, Persson G. A follow-up study of apicoectomized teeth with total loss of the buccal bone plate. *Oral Surg Oral Med Oral Pathol.* 1985; **59**(1): 78-81.
3) Hirsch JM, Ahlström U, Henrikson PA, Heyden G, Peterson LE. Periapical surgery. *Int J Oral Surg.* 1979; **8**(3): 173-185.
4) McGuire MK, Nunn ME. Prognosis versus actual outcome. III. The effectiveness of clinical parameters in accurately predicting tooth survival. *J Periodontol.* 1996; **67**(7): 666-674.
5) Farzaneh M, Abitbol S, Friedman S. Treatment outcome in endodontics: the Toronto study. Phases I and II: Orthograde retreatment. *J Endod.* 2004; **30**(9): 627-633.
6) Gorni FG, Gagliani MM. The outcome of endodontic retreatment: a 2-yr follow-up. *J Endod.* 2004; **30**(1): 1-4.
7) Brugnami F, Mellonig JT. Treatment of a large periapical lesion with loss of labial cortical plate using GTR: a case report. *Int J Periodontics Restorative Dent.* 1999; **19**(3): 243-249.
8) Cortellini P, Tonetti MS. Clinical performance of a regenerative strategy for intrabony defects: scientific evidence and clinical experience. *J Periodontol.* 2005; **76**(3): 341-350.
9) Bowers GM, Schallhorn RG, McClain PK, Morrison GM, Morgan R, Reynolds MA. Factors influencing the outcome of regenerative therapy in mandibular Class II furcations: Part I. *J Periodontol.* 2003; **74**(9): 1255-1268.

Chapter III-3　垂直性骨欠損

1) Papapanou PN, Wennström JL. The angular bony defect as indicator of further alveolar bone loss. *J Clin Periodontol.* 1991; **18**(5): 317-322.
2) Greenstein B, Frantz B, Desai R, Proskin H, Campbell J, Caton J. Stability of treated angular and horizontal bony defects: a retrospective radiographic evaluation in a private periodontal practice. *J Periodontol.* 2009; **80**(2): 228-233.
3) Pontoriero R, Nyman S, Lindhe J. The angular bony defect in the maintenance of the periodontal patient. *J Clin Periodontol.* 1988; **15**(3): 200-204.
4) Matuliene G, Pjetursson BE, Salvi GE, Schmidlin K, Brägger U, Zwahlen M, Lang NP. Influence of residual pockets on progression of periodontitis and tooth loss: results after 11 years of maintenance. *J Clin Periodontol.* 2008; **35**(8): 685-695.
5) McGuire MK, Nunn ME. Prognosis versus actual outcome. III. The effectiveness of clinical parameters in accurately predicting tooth survival. *J Periodontol.* 1996; **67**(7): 666-674.
6) Froum SJ, Weinberg MA, Rosenberg E, Tarnow D. A comparative study utilizing open flap debridement with and without enamel matrix derivative in the treatment of periodontal intrabony defects: a 12-month re-entry study. *J Periodontol.* 2001; **72**(1): 25-34.
7) Murphy KG, Gunsolley JC. Guided tissue regeneration for the treatment of periodontal intrabony and furcation defects. A systematic review. *Ann Periodontol.* 2003; **8**(1): 266-302.
8) Laurell L, Gottlow J, Zybutz M, Persson R. Treatment of intrabony defects by different surgical procedures. A literature review. *J Periodontol.* 1998; **69**(3): 303-313.
9) Pritchard J. The intrabony technique as a predictable procedure. *J Periodontol.* 1957; **28**: 202-216.
10) Tsitoura E, Tucker R, Suvan J, Laurell L, Cortellini P, Tonetti M. Baseline radiographic defect angle of the intrabony defect as a prognostic indicator in regenerative periodontal surgery with enamel matrix derivative. *J Clin Periodontol.* 2004; **31**(8): 643-647.
11) Zucchelli G, Bernardi F, Montebugnoli L, De SM. Enamel matrix proteins and guided tissue regeneration with titanium-reinforced expanded polytetrafluoroethylene membranes in the treatment of infrabony defects: a comparative controlled clinical trial. *J Periodontol.* 2002; **73**(1): 3-12.
12) Cortellini P, Tonetti MS. Clinical performance of a regenerative strategy for intrabony defects: scientific evidence and clinical experience. *J Periodontol.* 2005; **76**(3): 341-350.
13) Blumenthal NM, Alves ME, Al-Huwais S, Hofbauer AM, Koperski RD. Defect-determined regenerative options for treating periodontal intrabony defects in baboons. *J Periodontol.* 2003; **74**(1): 10-24.
14) Gurinsky BS, Mills MP, Mellonig JT. Clinical evaluation of demineralized freeze-dried bone allograft and enamel matrix derivative versus enamel matrix derivative alone for the treatment of periodontal osseous defects in humans. *J Periodontol.* 2004; **75**(10): 1309-1318.
15) Zucchelli G, Amore C, Montebugnoli L, De Sanctis M. Enamel matrix proteins and bovine porous bone mineral in the treatment of intrabony defects: a comparative controlled clinical trial. *J Periodontol.* 2003; **74**(12): 1725-1735.

Chapter III-4　侵襲性歯周炎

1) Armitage GC. Clinical evaluation of periodontal diseases. *Periodontol 2000.* 1995; 7: 39-53.
2) Papapanou PN. Periodontal diseases: epidemiology. *Ann Periodontol.* 1996; **1**(1): 1-36.
3) Listgarten MA, Lai CH, Evian CI. Comparative antibody titers to Actinobacillus actinomycetemcomitans in juvenile periodontitis, chronic periodontitis and periodontally healthy subjects. *J Clin Periodontol.* 1981; **8**(3): 155-164.
4) Riep B, Edesi-Neuss L, Claessen F, Skarabis H, Ehmke B, Flemmig TF, Bernimoulin JP, Gobel UB, Moter A. Are putative periodontal pathogens reliable diagnostic markers? *J Clin Microbiol.* 2009; **47**(6): 1705-1711.
5) Lang N. Consensus report: aggressive periodontitis. *Ann Periodontol.* 1996; **4**: 53.
6) Slots J, Ting M. Systemic antibiotics in the treatment of periodontal disease. *Periodontol 2000.* 2002; **28**: 106-176.
7) Thiha K, Takeuchi Y, Umeda M, Huang Y, Ohnishi M, Ishikawa I. Identification of periodontopathic bacteria in gingival tissue of Japanese periodontitis patients. *Oral Microbiol Immunol.* 2007; **22**(3): 201-207.
8) Haffajee AD, Socransky SS, Gunsolley JC. Systemic anti-infective periodontal therapy. A systematic review. *Ann Periodontol.* 2003; **8**(1): 115-181.

9) Guerrero A, Griffiths GS, Nibali L, Suvan J, Moles DR, Laurell L, Tonetti MS. Adjunctive benefits of systemic amoxicillin and metronidazole in non-surgical treatment of generalized aggressive periodontitis: a randomized placebo-controlled clinical trial. *J Clin Periodontol.* 2005; **32**(10): 1096-1107.
10) van Winkelhoff AJ, Tijhof CJ, de Graaff J. Microbiological and clinical results of metronidazole plus amoxicillin therapy in Actinobacillus actinomycetemcomitans-associated periodontitis. *J Periodontol.* 1992; **63**(1): 52-57.
11) Heitz-Mayfield L, Tonetti MS, Cortellini P, Lang NP. Microbial colonization patterns predict the outcomes of surgical treatment of intrabony defects. *J Clin Periodontol.* 2006; **33**(1): 62-68.

Chapter III-5　咬合性外傷

1) The American Academy of Periodontology. Glossary of Periodontal Terms. 4th Edition. 2001.
2) Weinmann JP. Progress of gingival inflammation into the supporting structure of the teeth. *J Periodontol.* 1941; **12**: 71-76.
3) Glickman I, Smulow JB. Alterations in the pathway of gingival inflammation into the underlying tissues induced by excessive occlusal forces. *J Periodontol.* 1962; **33**: 7-13.
4) Waerhaug J. The infrabony pocket and its relationship to trauma from occlusion and subgingival plaque. *J Periodontol.* 1979; **50**(7): 355-365.
5) Harrel SK, Nunn ME. The effect of occlusal discrepancies on periodontitis. II. Relationship of occlusal treatment to the progression of periodontal disease. *J Periodontol.* 2001; **72**(4): 495-505.
6) Jin LJ, Cao CF. Clinical diagnosis of trauma from occlusion and its relation with severity of periodontitis. *J Clin Periodontol.* 1992; **19**(2): 92-97.
7) Burgett FG, Ramfjord SP, Nissle RR, Morrison EC, Charbeneau TD, Caffesse RG. A randomized trial of occlusal adjustment in the treatment of periodontitis patients. *J Clin Periodontol.* 1992; **19**(6): 381-387.
8) Nunn ME, Harrel SK. The effect of occlusal discrepancies on periodontitis. I. Relationship of initial occlusal discrepancies to initial clinical parameters. *J Periodontol.* 2001; **72**(4): 485-494.
9) Kerry GJ, Morrison EC, Ramfjord SP, Hill RW, Caffesse RG, Nissle RR, Appleberry EA. Effect of periodontal treatment on tooth mobility. *J Periodontol.* 1982; **53**(10): 635-638.
10) Fleszar TJ, Knowles JW, Morrison EC, Burgett FG, Nissle RR, Ramfjord SP. Tooth mobility and periodontal therapy. *J Clin Periodontol.* 1980; **7**: 495-505.
11) Kegel W, Selipsky H, Phillips C. The effect of splinting on tooth mobility. I. During initial therapy. *J Clin Periodontol.* 1979; **6**(1): 45-58.
12) Galler C, Selipsky H, Phillips C, Ammons WF Jr. The effect of splinting on tooth mobility. (2) After osseous surgery. *J Clin Periodontol.* 1979; **6**(5): 317-333.
13) Perrier M, Polson A. The effect of progressive and increasing tooth hypermobility on reduced but healthy periodontal supporting tissues. *J Periodontol.* 1982; **53**(3): 152-157.

Chapter III-6　歯肉退縮

1) Kassab MM, Cohen RE. The etiology and prevalence of gingival recession. *J Am Dent Assoc.* 2003; **134**(2): 220-225.
2) Harris RJ. Human histologic evaluation of root coverage obtained with a connective tissue with partial thickness double pedicle graft. A case report. *J Periodontol.* 1999; **70**(7): 813-821.
3) Majzoub Z, Landi L, Grusovin MG, Cordioli G. Histology of connective tissue graft. A case report. *J Periodontol.* 2001; **72**(11): 1607-1615.
4) Carnio J, Camargo PM, Kenney EB, Schenk RK. Histological evaluation of 4 cases of root coverage following a connective tissue graft combined with an enamel matrix derivative preparation. *J Periodontol.* 2002; **73**(12): 1534-1543.
5) Goldstein M, Boyan BD, Cochran DL, Schwartz Z. Human histology of new attachment after root coverage using subepithelial connective tissue graft. *J Clin Periodontol.* 2001; **28**(7): 657-662.
6) Nickles K, Ratka-Krüger P, Neukranz E, Raetzke P, Eickholz P. Ten-year results after connective tissue grafts and guided tissue regeneration for root coverage. *J Periodontol.* 2010; **81**(6): 827-836.
7) McGuire MK, Scheyer ET, Nunn M. Evaluation of human recession defects treated with coronally advanced flaps and either enamel matrix derivative or connective tissue: comparison of clinical parameters at 10 years. *J Periodontol.* 2012; **83**(11): 1353-1362.
8) Miller PD Jr. A classification of marginal tissue recession. *Int J Periodontics Restorative Dent.* 1985; **5**(2): 8-13.
9) Baldi C, Pini-Prato G, Pagliaro U, Nieri M, Saletta D, Muzzi L, Cortellini P. Coronally advanced flap procedure for root coverage. Is flap thickness a relevant predictor to achieve root coverage? A 19-case series. *J Periodontol.* 1999; **70**(9): 1077-1084.
10) Hwang D, Wang HL. Flap thickness as a predictor of root coverage: a systematic review. *J Periodontol.* 2006; **77**(10): 1625-1634.
11) Pini Prato G, Pagliaro U, Baldi C, Nieri M, Saletta D, Cairo F, Cortellini P. Coronally advanced flap procedure for root coverage. Flap with tension versus flap without tension: a randomized controlled clinical study. *J Periodontol.* 2000; **71**(2): 188-201.
12) Oates TW, Robinson M, Gunsolley JC. Surgical therapies for the treatment of gingival recession. A systematic review. *Ann Periodontol.* 2003; **8**(1): 303-320.
13) da Silva RC, Joly JC, de Lima AF, Tatakis DN. Root coverage using the coronally positioned flap with or without a subepithelial connective tissue graft. *J Periodontol.* 2004; **75**(3): 413-419.
14) Cortellini P, Pini Prato G. Coronally advanced flap and combination therapy for root coverage. Clinical strategies based on scientific evidence and clinical experience. *Periodontol 2000.* 2012; **59**(1): 158-184.
15) Wennström JL, Zucchelli G. Increased gingival dimensions. A significant factor for successful outcome of root coverage procedures? A 2-year prospective clinical study. *J Clin Periodontol.* 1996; **23**(8): 770-777.

Chapter III-7　顎堤吸収

1) Schropp L, Wenzel A, Kostopoulos L, Karring T. Bone healing and soft tissue contour changes following single-tooth extraction: a clinical and radiographic 12-month prospective study. *Int J Periodontics Restorative Dent.* 2003;

23: 313-323.
2) Lam RV. Contour changes of the alveolar processes following extractions. *J Prosthet Dent*. 1960; **10**: 25-32.
3) Araújo MG, Lindhe J. Dimensional ridge alterations following tooth extraction. An experimental study in the dog. *J Clin Periodontol*. 2005; **32**: 212-218.
4) Spray JR, Black CG, Morris HF, Ochi S. The influence of bone thickness on facial marginal bone response: stage 1 placement through stage 2 uncovering. *Ann Periodontol*. 2000; **5**: 119-128.
5) Qahash M, Susin C, Polimeni G, Hall J, Wikesjö UM. Bone healing dynamics at buccal peri-implant sites. *Clin Oral Implants Res*. 2008; **19**: 166-172.
6) Huynh-Ba G, Pjetursson BE, Sanz M, Cecchinato D, Ferrus J, Lindhe J, Lang NP. Analysis of the socket bone wall dimensions in the upper maxilla in relation to immediate implant placement. *Clin Oral Implants Res*. 2010; **21**: 37-42.
7) Januário AL, Duarte WR, Barriviera M, Mesti JC, Araújo MG, Lindhe J. Dimension of the facial bone wall in the anterior maxilla: a cone-beam computed tomography study. *Clin Oral Implants Res*. 2011; **22**: 1168-1171.
8) Iasella JM, Greenwell H, Miller RL, Hill M, Drisko C, Bohra AA, Scheetz JP. Ridge preservation with freeze-dried bone allograft and a collagen membrane compared to extraction alone for implant site development: a clinical and histologic study in humans. *J Periodontol*. 2003; **74**: 990-999.
9) Vignoletti F, Matesanz P, Rodrigo D, Figuero E, Martin C, Sanz M. Surgical protocols for ridge preservation after tooth extraction. A systematic review. *Clin Oral Implants Res*. 2012; **23**(Suppl 5): 22-38.
10) Seibert JS. Reconstruction of deformed, partially edentulous ridges, using full thickness onlay grafts. Part I. Technique and wound healing. *Compend Contin Educ Dent*. 1983; **4**: 437-453.
11) Allen EP, Gainza CS, Farthing GG, Newbold DA. Improved technique for localized ridge augmentation. A report of 21 cases. *J Periodontol*. 1985; **56**: 195-199.
12) Wang HL, Al-Shammari K. HVC ridge deficiency classification: a therapeutically oriented classification. *Int J Periodontics Restorative Dent*. 2002; **22**: 335-343.
13) McGuire MK, Scheyer ET, Nunn M. Evaluation of human recession defects treated with coronally advanced flaps and either enamel matrix derivative or connective tissue: comparison of clinical parameters at 10 years. *J Periodontol*. 2012; **83**: 1353-1362.
14) Simion M, Jovanovic SA, Tinti C, Benfenati SP. Long-term evaluation of osseointegrated implants inserted at the time or after vertical ridge augmentation. A retrospective study on 123 implants with 1-5 year follow-up. *Clin Oral Implants Res*. 2001; **12**: 35-45.

Chapter III-8　歯肉レベル不調和

1) Gargiulo AW, Wentz FM. Dimensions and relations of the dentogingival junction in humans. *J Periodontol*. 1961; **32**: 261-267.
2) Kois JC. Altering gingival levels: the restorative connection part I: biologic variables. *J Esthet Dent*. 1994; **6**: 3-7.
3) Pontoriero R, Carnevale G. Surgical crown lengthening: a 12-month clinical wound healing study. *J Periodontol*. 2001; **72**(7): 841-848.
4) Lanning SK, Waldrop TC, Gunsolley JC, Maynard JG. Surgical crown lengthening: evaluation of the biological width. *J Periodontol*. 2003; **74**(4): 468-474.
5) Allen EP. Surgical crown lengthening for function and esthetics. *Dent Clin North Am*. 1993; **37**(2): 163-179.
6) Morgano SM, Brackett SE. Foundation restorations in fixed prosthodontics: current knowledge and future needs. *J Prosthet Dent*. 1999; **82**(6): 643-657.

Chapter III-9　病的歯牙移動

1) Chasens AI. Periodontal disease, pathologic tooth migration and adult orthodontics. *N Y J Dent*. 1979; **49**: 40-43.
2) Towfighi PP, Brunsvold MA, Storey AT, Arnold RM, Willman DE, McMahan CA. Pathologic migration of anterior teeth in patients with moderate to severe periodontitis. *J Periodontol*. 1997; **68**: 967-972.
3) Martinez-Canut P, Carrasquer A, Magan R, Lorca A. A study on factors associated with pathologic tooth migration. *J Clin Periodontol*. 1997; **24**: 492-497.
4) Brunsvold MA. Pathologic tooth migration. *J Periodontol*. 2005; **76**(6): 859-866.
5) Bollen AM, Cunha-Cruz J, Bakko DW, Huang GJ, Hujoel PP. The effects of orthodontic therapy on periodontal health: a systematic review of controlled evidence. *J Am Dent Assoc*. 2008; **139**(4): 413-422.
6) Berglundh T, Marinello CP, Lindhe J, Thilander B, Liljenberg B. Periodontal tissue reactions to orthodontic extrusion. An experimental study in the dog. *J Clin Periodontol*. 1991; **18**(5): 330-336.
7) Brown IS. The effect of orthodontic therapy on certain types of periodontal defects. I. Clinical findings. *J Periodontol*. 1973; **44**: 742-756.
8) Diamanti-Kipioti A, Gusberti FA, Lang NP. Clinical and microbiological effects of fixed orthodontic appliances. *J Clin Periodontol*. 1987; **14**(6): 326-333.
9) Ericsson I, Thilander B, Lindhe J, Okamoto H. The effect of orthodontic tilting movements on the periodontal tissues of infected and non-infected dentitions in dogs. *J Clin Periodontol*. 1977; **4**(4): 278-293.
10) Trossello VK, Gianelly AA. Orthodontic treatment and periodontal status. *J Periodontol*. 1979; **50**(12): 665-671.
11) Wennström JL, Lindhe J, Sinclair F, Thilander B. Some periodontal tissue reactions to orthodontic tooth movement in monkeys. *J Clin Periodontol*. 1987; **14**: 121-129.
12) Boyd RL, Leggott PJ, Quinn RS, Eakle WS, Chambers D. Periodontal implications of orthodontic treatment in adults with reduced or normal periodontal tissues versus those of adolescents. *Am J Orthod Dentofacial Orthop*. 1989; **96**(3): 191-198.
13) Hämmerle CH, Jung RE, Feloutzis A. A systematic review of the survival of implants in bone sites augmented with barrier membranes (guided bone regeneration) in partially edentulous patients. *J Clin Periodontol*. 2002; **29** Suppl 3:226-231.
14) Tsitoura E, Tucker R, Suvan J, Laurell L, Cortellini P, Tonetti M. Baseline radiographic defect angle of the intrabony defect as a prognostic indicator in regenerative periodontal surgery with enamel matrix derivative. *J Clin Periodontol*. 2004; **31**(8): 643-647.

索引

■ あ ■

アタッチメントゲイン	29
アタッチメントレベル	28, 42
アタッチメントロス	19
位置異常	11
遺伝的因子	13
インプラント周囲炎	42, 46
インプラント治療	42
エンドトキシン	22
エンド病変	11, 68
エンドペリオ病変	65

■ か ■

角化歯肉	48
顎堤吸収	114, 117
患者レベル因子	10, 31
感染根管治療	68
喫煙	11, 46
矯正治療	132
矯正的挺出	77, 137
欠損角度	32
欠損深さ	32
原因除去療法	18
抗菌療法	88
口腔衛生状態	11, 46
咬合性外傷	94
咬合不調和	95
骨外科	27, 33
骨壁数	32
根管形態	69
根分岐部病変	11, 22, 32, 56
根面被覆術	104, 108

■ さ ■

細菌検査	12, 84
歯牙レベル因子	10, 31
歯冠 - 歯根比	11
歯冠長延長術	124, 127
歯根形態	11
歯周基本治療	18, 31
歯周外科治療	27, 31
歯周組織再生療法	14, 27, 30, 33, 60, 70, 79
歯槽骨吸収	11
歯肉退縮	104
歯肉弁歯冠側移動術	109
歯肉レベル不調和	124
初期治療	18
侵襲性歯周炎	23, 42, 84
垂直性骨欠損	31, 74, 77
水平性骨欠損	74
スケーリング	19
生物学的幅径	124
切除療法	27, 30, 33, 77, 83
セメント質除去	23
ソケットプリザベーション	115

■ た ■

動揺度	11, 99

■ な ■

ナイトガード	11

■ は ■

抜歯	11
非外科的療法	18, 22
病的歯牙移動	132
不正咬合	132

■ ま ■

慢性歯周炎	23, 84

■ や ■

予後判定	8, 9

■ ら ■

臨床パラメータ	9
連結固定	99

■ 欧文 ■

Aa	84
critical probing depth	29
Dento-gingival complex	124
EMD	30, 33, 79
GBR	47
GTR法	30, 33, 79
Hopeless	14
Miller の歯肉退縮の分類	105
PDGF	33
PPD	11, 19, 31, 47, 75
PTM	132
Simon の分類	65
SRP	19, 22, 28
Widman 改良法	19, 28, 33

【著者略歴】
清水　宏康
しみず　ひろやす

1995 年　九州歯科大学卒業
2005 年　米国タフツ大学歯周病・インプラント科
　　　　　大学院入学
2008 年　最優秀外科医賞受賞，同大学院卒業
2009 年　米国歯周病学ボード認定歯周病専門医
　　　　　（Diplomate of Periodontology）取得
現在，東京都にて開業

清水歯科クリニック
〒133-0054 東京都江戸川区上篠崎 4-27-12
Tel. 03-3677-8211

科学的根拠に基づく歯周病へのアプローチ

ISBN978-4-263-46119-8

2015 年 3 月 5 日　第 1 版第 1 刷発行

著　者　清　水　宏　康
発行者　大　畑　秀　穂
発行所　医歯薬出版株式会社

〒113-8612 東京都文京区本駒込 1-7-10
TEL. (03)5395-7634(編集)・7630(販売)
FAX. (03)5395-7639(編集)・7633(販売)
http://www.ishiyaku.co.jp/
郵便振替番号　00190-5-13816

乱丁，落丁の際はお取り替えいたします　　印刷・三報社印刷／製本・皆川製本所
Ⓒ Ishiyaku Publishers, Inc., 2015. Printed in Japan

本書の複製権・翻訳権・翻案権・上映権・譲渡権・貸与権・公衆送信権（送信可能化権を含む）・口述権は，医歯薬出版(株)が保有します．

本書を無断で複製する行為（コピー，スキャン，デジタルデータ化など）は，「私的使用のための複製」などの著作権法上の限られた例外を除き禁じられています．また私的使用に該当する場合であっても，請負業者等の第三者に依頼し上記の行為を行うことは違法となります．

JCOPY ＜ (社)出版者著作権管理機構　委託出版物 ＞

本書を複写される場合は，そのつど事前に (社)出版者著作権管理機構（電話 03-3513-6969, FAX 03-3513-6979, e-mail:info@jcopy.or.jp）の許諾を得てください．